招かれざる虫

食べものにつく害虫の科学推理ノート

偵探害蟲事件簿

50年防蟲專家如何偵破
食品中的蟲蟲危機

兵藤有生——著

林晃史——監修　莊雅琇——譯

科普漫遊 FQ1043

害蟲偵探事件簿

50年防蟲專家如何偵破食品中的蟲蟲危機

招かれざる虫 食べものにつく害虫の科学推理ノート

作　　者　兵藤有生
監 修 者　林晃史
審 定 者　蕭旭峰
譯　　者　莊雅琇
責任編輯　陳怡君
行銷企劃　陳玟潾、陳彩玉、朱紹瑄
封面設計　廖 韡

編輯總監　劉麗真
總 經 理　陳逸瑛
發 行 人　凃玉雲
出　　版　臉譜出版
城邦文化事業股份有限公司
臺北市中山區民生東路二段141號5樓
電話：886-2-25007696 傳真：886-2-25001952
發　　行　英屬蓋曼群島商家庭傳媒股份有限公司城邦分公司
臺北市中山區民生東路二段141號11樓
客服專線：02-25007718；25007719
24小時傳真專線：02-25001990；25001991
服務時間：週一至週五上午09:30-12:00；下午13:30-17:00
劃撥帳號：19863813　戶名：書虫股份有限公司
讀者服務信箱：service@readingclub.com.tw
城邦網址：http://www.cite.com.tw
香港發行所　城邦（香港）出版集團有限公司
香港灣仔駱克道193號東超商業中心1樓
電話：852-25086231或25086217　傳真：852-25789337
電子信箱：hkcite@biznetvigator.com
新馬發行所　城邦（新、馬）出版集團
Cite（M）Sdn. Bhd.（458372U）
41, Jalan Radin Anum, Bandar Baru Sri Petaling,
57000 Kuala Lumpur, MalaysFia.
電話：603-90578822　傳真：603-90576622
電子信箱：cite@cite.com.my
一版一刷　2017年4月

扉絵 → 目次·章頭 插圖 堀川理万子
図版 → 内頁插圖 藤立育弘

城邦讀書花園
www.cite.com.tw

ISBN 978-986-235-573-2
售價　NT$ 300

國家圖書館出版品預行編目資料

害蟲偵探事件簿：50年防蟲專家如何偵破食品中的蟲蟲危機／兵藤有生著；莊雅琇譯. 一版. 臺北市：臉譜，城邦文化出版；家庭傳媒城邦分公司發行, 2017.04
面；　公分. --（科普漫遊；FQ1043）
譯自：招かれざる虫 食べものにつく害虫の科学推理ノート
ISBN 978-986-235-573-2（平裝）
1.昆蟲病媒　2.食品衛生　3.有害生物防制
412.492　　106003400

【國內推薦】

世界上昆蟲的種類與生態極其多樣，當中不乏人類關係密切的種類。即使是在人類所生活的建築物裡，我們還是常能發現昆蟲的蹤影。

《害蟲偵探事件簿》這本書便是以人類社會中出現的昆蟲為主要探討對象，包括倉儲食材、生物標本，甚至環保產品，都有機會與昆蟲扯上關係。本書對於昆蟲愛好者來說，相當值得一讀！

——金鼎獎科普作家　李鍾旻

原來昆蟲系是為了消滅昆蟲而成立的啊！當年抱著對昆蟲無比的熱忱考上心目中的第一志願——臺大植物病蟲害學系昆蟲組（也就是臺大昆蟲系的前身），原本以為我就可以跟心愛的昆蟲終日為伍了，沒想到卻開始學習各種消滅昆蟲的密技！兵藤先生的精采故事，喚起了我以前念昆蟲系時的種種回憶，與害蟲奮鬥一生的他，更在書末探討了一些重要的觀念：「甚麼是害蟲？我們為了消滅害蟲而做的這些事情，一切真的都是正確的嗎？」。看完書以後，你又會有什麼想法呢？

——臺灣昆蟲館館長　柯心平

作者以專業的昆蟲學知識，兼具人文素養的關懷，為昆蟲請命，重新思考人類與昆蟲的關係。所謂昆蟲的「害」或「益」，往往都是以人類的利益來認定！本書為世界首部食品害蟲的科學推理筆記，作者長達四十多年親臨現場調查的記錄，故事情節具戲劇性效果，然不失真實性的張力。這些實用的知識，對千家萬戶必需，對國計民生有用，不妨先讀為快！

——國立臺灣大學昆蟲學系教授　柯俊成

不是所有的常見害蟲都是蟑螂、蚊蠅、蜘蛛、米蟲。在我們的日常生活中，其實有很多大大小小的生物跟我們共存，只是照人類主觀任性的喜好，將它們分成益蟲、害蟲，或人人喊打又或想要收集飼養的種類而已。

這本書告訴我們什麼叫做推理，什麼又叫抽絲剝繭地觀察，以及解決問題的正確態度。還有很重要的，要有（幾）個熟悉昆蟲的朋友。假如不預期的在不該看的地方遇到蟲，不要崩潰大叫，先翻開這本書查查，就能減少焦慮與恐慌。再不濟，還可以抄起這本書打下去。實在是本「內服外用」皆宜的書呢。

——科普作家　張東君

在臺灣，每隔一陣子在媒體上總會發生市售食品中有昆蟲出現的案例，而在過去三、四十年來我也偶爾會接到某些食品公司或倉儲業者送檢的樣本；可見這些問題一直存在臺灣的食品界，困擾著不少食品及餐飲業者！

很高興看到臉譜出版公司所出版的《害蟲偵探事件簿》，這是一本描述一九七一年至二〇一三年間，在日本食品界所出現的「害蟲事件」。一位大半輩子從事食安昆蟲調查的「害蟲偵探」——兵藤有生，他把這四十多年來曾在日本食品界所發生的昆蟲案例，追根究柢剖析，並成書分享給大家；相信這對臺灣的食品業者和昆蟲界來說，都會有些許幫助。

在食安問題已日受臺灣民眾重視的今天，大家就和日本「害蟲偵探」一起走進食安的昆蟲世界吧！

——國立臺灣大學名譽教授　楊平世

如果你喜歡看福爾摩斯的偵探故事，如果你喜歡昆蟲並對生活周遭充滿好奇……那麼！兵藤有生的《害蟲偵探事件簿》，絕對可以讓你大呼過癮！作者以他一生調查食品與相關生活用品的蟲害經驗，抽絲剝繭寫下一個個案例與相關知識，還教導讀者如何觀察，是一本饒富趣味與知識的科普書籍。從另一個角度看，這些原本是大自然中一分子的蟲蟲，闖入人類社會也需生存，作者在字裡行間也闡述了益蟲與害蟲的角色與歷史。如果你對生活中的小蟲充滿恐懼，那麼看看這本書或許可以讓你改觀呢！

——國立中興大學昆蟲學系教授
現任臺灣昆蟲學會理事長　楊曼妙

優秀的偵探總能看到細節當中的魔鬼、在糾纏的線索中找出頭緒，儘管結局令人驚奇但抽絲剝繭的過程卻是出奇的嚴謹，這也正是推理故事令人著迷的地方。「害蟲偵探」更是如此，不放過細微之處的洞察力、對昆蟲的習性瞭若指掌，也要能不被常理束縛，並試著用蟲的角度去思考；這些能看出不平凡事件背後真相的能力，靠的其實都是觀察和透析那些平凡且細微的事物，並一點一滴的累積。透過害蟲偵探的放大鏡，我們和「害蟲」之間的故事不再只有彼此傷害，而是能更瞭解牠們也藉此更認識了世界。

——PanSci 泛科學主編　雷雅淇

大自然生養萬物，萬物間的適應與消長也亙古不變地運行著，所以目前在人類眼中所謂的「害蟲」，其實都是適應了人類的生活條件，被人類「豢養」出來的。每次只要聽到有人說：「蟲子！好噁心喔！」我就會義正詞嚴地反唇相譏：「在蟲子的眼中，你也好噁心。」生為百代之過客，人類其實沒有完滅其他生物的權力，更何況這些生物只是盡其「生態職能」而已。

每次碰到蟲害問題，都要靠偵探的觀察力、超級電腦的大數據分析能力，以及拼圖的耐心，才有可能「破案」。作者碰過的「凶手」，我多半也碰過，因此書中對於辦案過程的描述，總能喚起我做害蟲調查的回憶或是會心的一笑，就連「報案人」沒頭沒腦、雲山霧罩的描述也差不多，更別提那些只提供模糊遠景照就希望你能鑑定的報案人了。

兵藤有生先生累積多年實戰經驗著成此書，其實書中很多食品害蟲，在臺灣也常見，足為良好參考依據，然橘逾淮為枳，各種害蟲到了臺灣的活動範圍和危害狀況也會稍有出入，僅供參考。值得一提的是，昆蟲譯名系統甚繁，本書採用之中文名譯名亦來自不同系統，既是譯名便非學名，倒也不必太計較，若有興趣追查研究，以文中所附學名查找即可。

——國立屏東大學科普傳播學系助理教授
國內各博物館害蟲諮詢專家　劉藍玉

生物多樣性的世界裡，昆蟲在大自然環境中原本沒有好壞之分，如果影響到人類社會的福祉，才被人定義為「害蟲」。個體微小的蟲蟲，如果繁衍或集結成蟲「害蟲大軍」，可能對人類造成災害；從它們的犯罪現場一路抽絲剝繭，回溯到害蟲的發源地，依著近代流行的「蝴蝶效應」理論，在明瞭這些脈絡之後，我們可以從源頭阻斷災害，更可能取得與蟲蟲和偕相處、甚至互利共生的機會。本書不但是有趣的推理小說，更是一本昆蟲學的實務案例。

——中央研究院生物多樣性研究中心研究員　鄭明修

當人類開始從事農業，增加糧產而養活更多人口，成就人類的輝煌文明，也與害蟲結下了不解冤仇，這些蟲子或危害農產又或成為病媒，本書由從事第一線防治（特別是倉儲害蟲）的作者娓娓道來其經歷，值得一提的是，我的研究主題是昆蟲分類學，成果可供非專家對目標進行快速鑑定，本書也多次提及正確鑑定的重要性，更呼應了本學門跟應用防治的輔車相依。

本書分享了不少貯物害蟲防治上的實務經驗，對不論是本行業感興趣者或者普羅大眾都是難能可貴的科普書籍！

——嘎嘎昆蟲網編輯
臺灣菊虎科分類專家　蕭昀

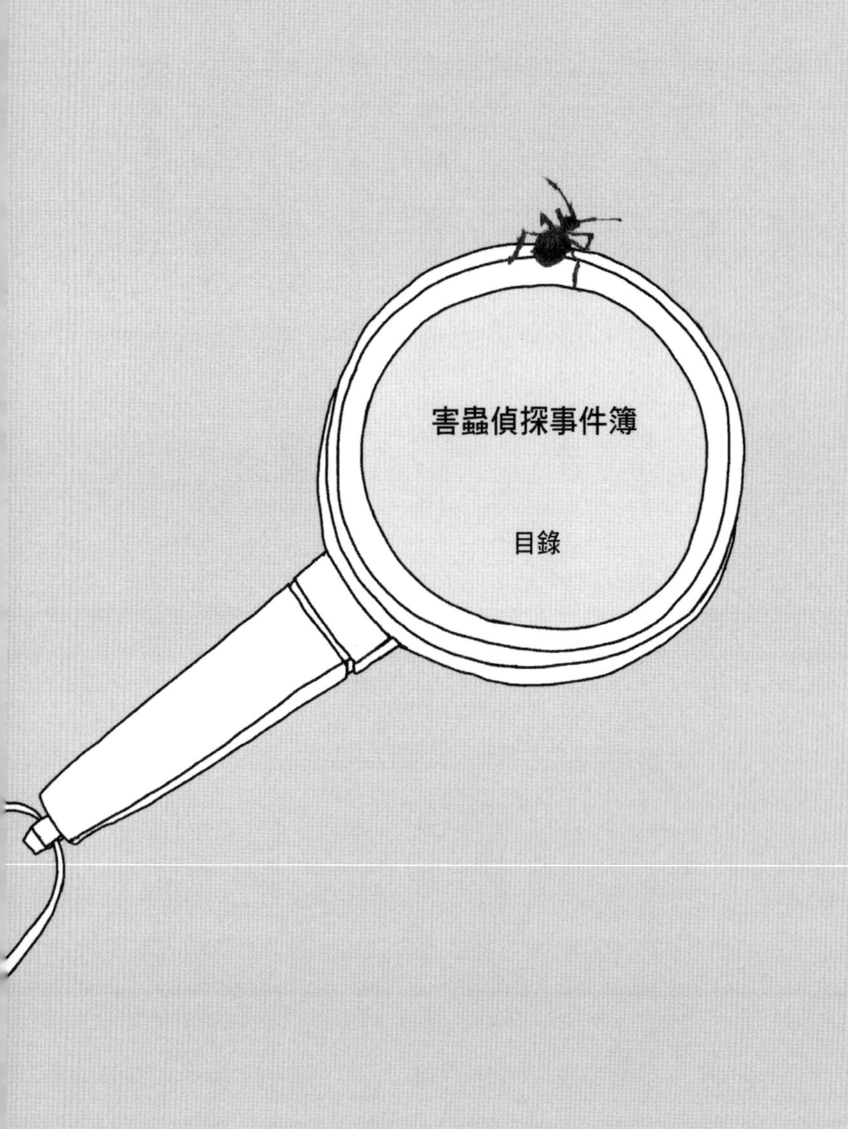
害蟲偵探事件簿
目錄

前言

事情是這樣開始的，在四十多年前，朋友把我介紹給某間製粉公司，我因此有機會學習麵粉製作等相關知識，同時對麵粉的需求如此廣泛而感到驚訝，還萌生了要以此為接案重心的念頭。後來很碰巧的，東京都內某間麵包店與我聯繫，希望我能著手調查製造原料的麵粉裡為什麼會有圓圓的小蟲子？於是，製粉公司的承辦人和我一起聯手展開調查，從麵粉製造日期到物流、上市的過程無不詳細詢問。當時的我經驗不足，完全沒把握能找出原因。但當下唯有盡己所能，以回報對方在眾多驅蟲同業中指名我的恩情。

那圓圓的小蟲子就是菸甲蟲。到製粉工廠拜訪的前一天，我熬夜把參考資料讀得滾瓜爛熟，而在現場調查時，非但抱著不找出原因絕不善罷甘休的決心，一點蛛絲馬跡都不放過，甚至到了「有必要做到這樣嗎？」的程度。然而，還是找不到麵粉長蟲的線索。

與我同行的製粉公司承辦人也不禁檢討，都已經查得這麼仔細了，出現蟲子的第一現場應該不是麵包的製作工廠，一定是製粉公司管理不善所致吧？但是觀察菸甲蟲幼蟲的生長情形，可以推斷出其是從製粉工廠出貨後才開始生長的。因此，在店家也同意的情況下，我堅決再查一次麵包製作動線。

一時之間仍是找不到蟲子孳生的線索，讓我有點消沉想放棄。就在此時，我注意到料理用的鏟子前端沾有不明粉狀物，想必是忙得不可開交的工作人員在準備原料時，一律用量麵粉的鏟子計量各項原料，才會產生了這麼一大塊混合物。我檢查了那隻鏟子，發現上面沾了好幾公釐厚的麵粉、奶粉、砂糖等附著物。將它刮下來後，終於在其中找到了幼蟲，確認這就是菸甲蟲的孳生源。

印象中，麵包店老闆似乎有對我說：「不愧是專家啊。」不過，我當時可能處在茫然狀態吧。至今我還記得，直到製粉公司的承辦人在回程途中對我說：「真厲害，竟然能找到！」我才回神過來。

我的做法固然自成一格，不過在面對微小的昆蟲世界時，根本不容許半點馬虎妥協。這件事讓我體悟到昆蟲世界如此「千變萬化」，從此讓我更努力鍛鍊自己的洞察力，不以人的觀點視物，必須以「蟲眼」觀察一切「蟲生」的變化。

接下來所要談的，便是悄悄落腳於我們人類身邊的小蟲子混進食品裡所引發的惱人危機，以及個人體驗的記錄。

兵藤有生

※本書乃是根據連載於《Web科学バー》（http://kagakubar.com）的「粉末裡的昆蟲案件簿」（粉につく虫の事件簿）（二〇一四年四月～二〇一五年八月）專欄大幅增修而成。

第一案

情人節巧克力上的蟲

——菸草粉螟

◎案件成立！

每當橫濱辦公室的電話響起，即表示我有了新案件要處理。接起電話、報上姓名，電話另一頭立刻語帶困擾地說明來意。畢竟一般人總是希望盡快解決昆蟲危機。

我熟識的進口商承辦人老客戶說，他的公司接到了客訴：

「我在三月初打開今年情人節拿到的巧克力，吃到一半時，竟然發現巧克力裡面有六到八公釐大的紅色小蟲在動。」

出了問題的法國製巧克力，是在前一年六月初自法國進口，並且立即送進攝氏十五到十六度、濕度在五十到六十％的冷藏庫裡保存，而出貨期間是年底至新年一月底。到二月初時配合情人節檔期有再另外包裝。

老客戶立刻索取實物樣品送至相關機構檢驗，結果鑑定是印度穀蛾的幼蟲（又稱印度穀螟蛾，*Plodia interpunctella* (Hübner)）（見左頁，其中圖1為成蟲示意圖）在作怪。當他拿到檢驗結果後的隔天，便來委託專門鑑定昆蟲的我，調查蟲子如何混進巧克力。

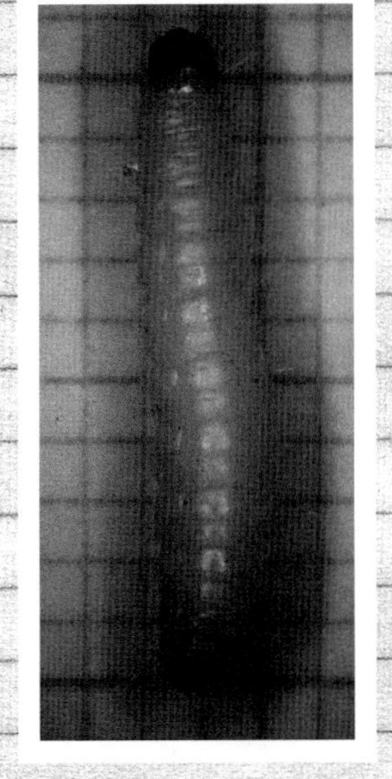

照片1 印度穀蛾的幼蟲。置於1公釐的方格紙上拍攝。

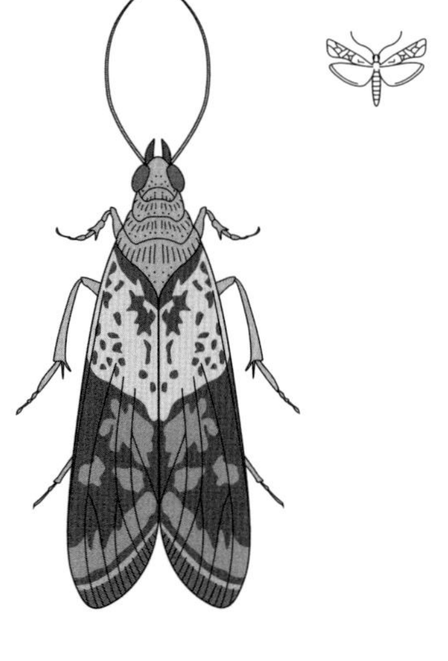

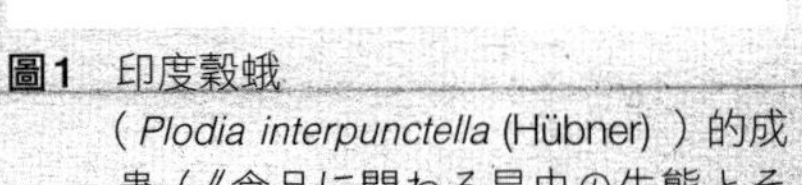

圖1 印度穀蛾（*Plodia interpunctella* (Hübner)）的成蟲（《食品に関わる昆虫の生態とその制御》，1997年）。

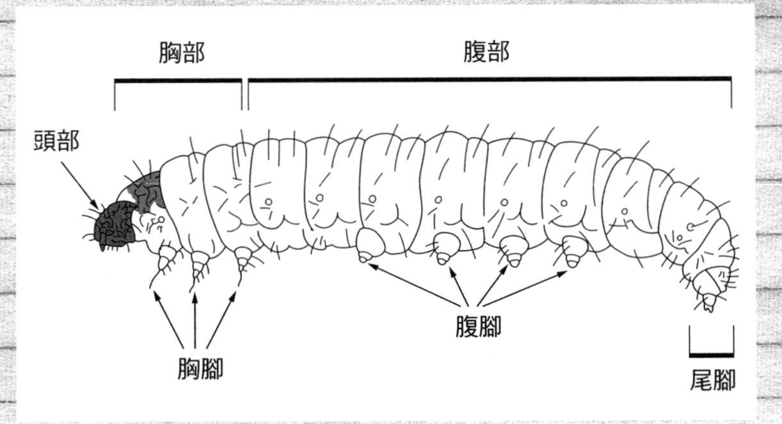

圖2 印度穀蛾的幼蟲（《食品に関わる昆虫の生態とその制御》，1997年）。

◎偵探的推理

我以顯微鏡觀察巧克力外包裝與蟲子，立刻確信引發問題的蟲並不是印度穀蛾。以下列舉如此斷定的理由。

- 蟲體的環節背面第二節與第十一節，各有一對不可能出現在印度穀蛾身上的黑褐色弦月紋（弓形花紋）（照片2）。
- 發現體表硬毛的基部有小黑點。
- 尾端部分發現斑紋（照片3）。
- 糞塊集中在一處，且大小幾乎一致（照片4）。這表示蟲子不是在該處生育，而是在越冬。這一點可從該處沒有蛻殼加以推測。
- 蟲子附在巧克力的包裝紙上，吐絲雜亂布滿周圍，不像印度穀蛾般細緻。
- 印度穀蛾在氣溫攝氏十五度的狀態下，從產卵至羽化的發育過程長達一百四十五日，期間至少會經過數次蛻皮。然而，這次案件並沒有發現蛻殼（不然一定會殘留在包裝裡頭）。

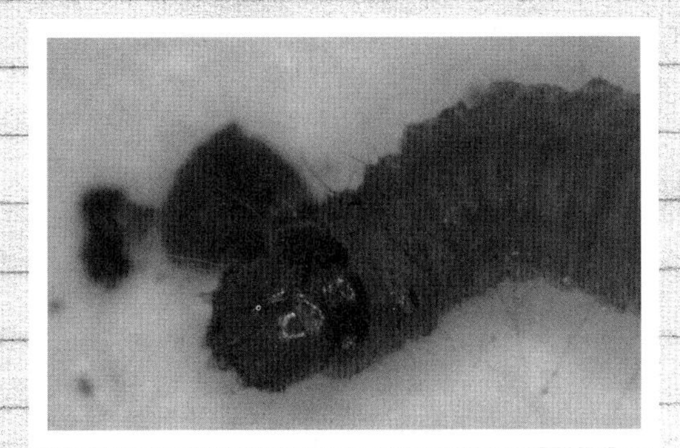

照片2　在蟲身第2節與第11節各發現一對不應該出現在印度穀蛾幼蟲身上的黑褐色弦月紋。

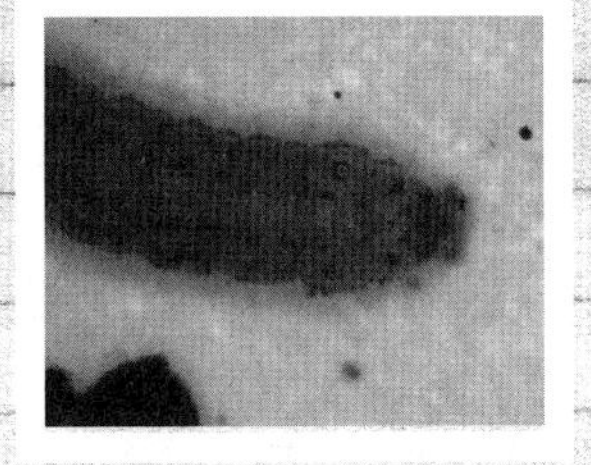

照片3　在蟲身尾端部分發現的斑紋，同樣不可能出現在印度穀蛾的幼蟲身上。這代表什麼呢？

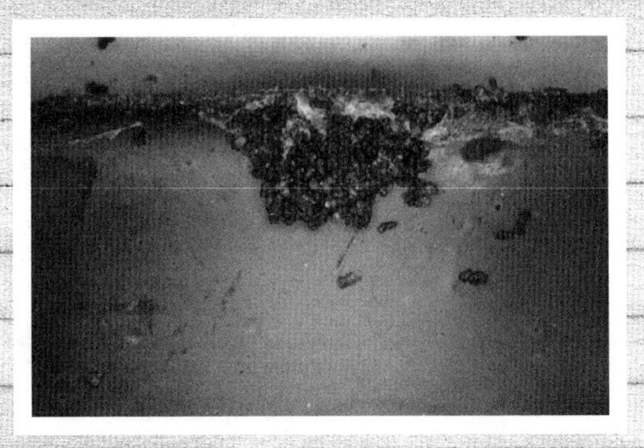

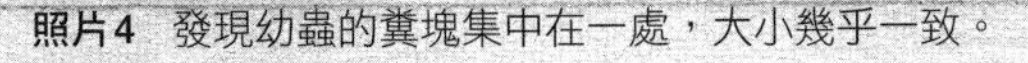

照片4　發現幼蟲的糞塊集中在一處，大小幾乎一致。

根據上述觀點，我強烈懷疑案件的元凶是菸草粉螟（又稱菸草粉斑螟蛾，*Ephestia elutella* (Hübner)）的越冬幼蟲（照片5）。

◎真凶是歷史悠久的害蟲

菸草粉螟的成蟲（照片6）是整體呈灰色或灰褐色的小型蛾蟲，體長六到八公釐，展翅長（展開翅膀時的左右長度）為十三到十六公釐。翅膀的顏色有各種變化，前翅為灰褐色，內橫脈及外橫脈之間的翅膀中央部分呈略深的褐色。

幼蟲通稱為紅蟲，在氣溫攝氏二十三到二十五度的環境下，幼蟲期通常為三十到四十五天，一世代所需生長天數為六十到七十五天。但是進入越冬形態的不一定是老熟幼蟲（即將化蛹的幼蟲），初齡幼蟲也會有越冬形態，幼蟲期因此會拉長至二百到二百五十天。然而，如果是在氣溫十五度的環境下，幼蟲期即可能達到三百天。

目前已知菸草粉螟的幼蟲會啃食可可豆（巧克力）、穀片產品、乾果、菸葉等，是歐美主要的食品加工害蟲。

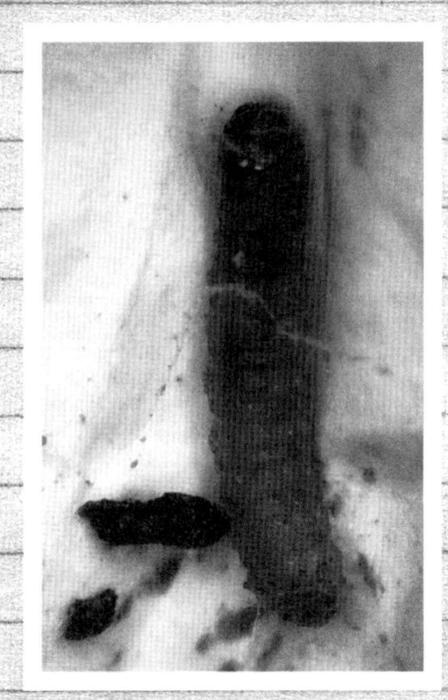

照片5　菸草粉螟（*Ephestia elutella* (Hübner)）的幼蟲。

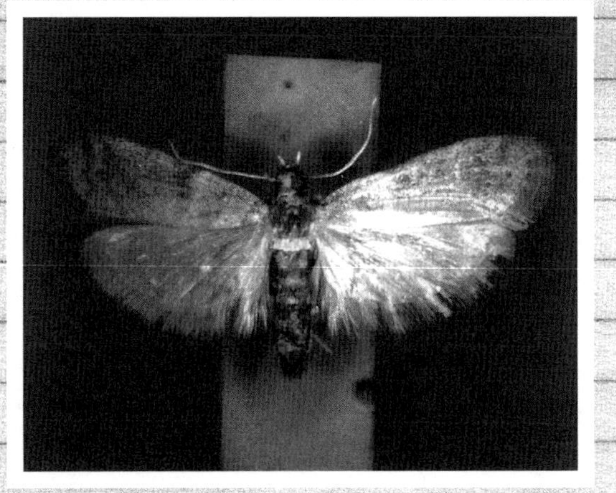

照片6　菸草粉螟的成蟲。

不過，日本有關幼蟲啃食或混入食品裡的報告十分稀少，多發於菸葉農家所儲存的菸葉以及國外進口的乾燥花產品。除此之外，畜牧場裡堆積如山的牧草雖然也常有這類情形，但因為採集不易，相關報告並不多。

菸草粉螟於一七三四年在法國記錄為巧克力的害蟲，也是世界上第一種名列在案的害蟲。目前在歐洲很常見，土耳其、希臘、法國、俄國等地生產的香菸原料中均可發現菸草粉螟幼蟲的屍骸。

我也曾聽說德國法蘭克福在多年前，某座放置化妝品、香水原料的可可豆倉庫便曾遭到菸草粉螟與粉斑螟蛾（*Cadra cautella* (Walker)）大舉肆虐。

◎結案報告

根據觀察結果及歷史紀錄來看，這次出現在「情人節巧克力包裝裡的蟲」，研判是菸草粉螟的幼蟲偶然混進了法國工廠，直到化為越冬休眠的形態才被人發現。

最近一旦發現巧克力裡有蟲，往往只憑外觀就認定是印度穀蛾，但經過這次的詳細調查，了解幼蟲混進食品的來龍去脈後，最大收穫是可避免重蹈覆轍，下次不會再引發此種蟲害。

然而，即便明白一件事情是正確的，一牽扯到人際關係便難以朝正確方向發展。這起案件也是如此，某檢驗所鑑定是印度穀蛾，但是經過調查後，明明已經了解元凶是菸草粉螟，委託人也認同這項結果。儘管如此，委託人一想到要和法國原廠談判等複雜情況，就不禁心生怯意，仍是維持原判，將客訴案件的元凶當成印度穀蛾。

鑑定昆蟲的目的，在於查出混進食品裡的小蟲真面目，不僅可促使製造廠商提升管理品質，也是影響未來商業發展的重要關鍵。正因為如此，這「空歡喜一場」的結局，讓我對這位進口商老客戶的態度不以為然。

◎另一案：搬貨流氓！

這是距今將近四十年前的事了。某間運輸公司在橫濱本牧的碼頭倉庫裡發現小蛾蹤跡，因此緊急委託我調查。我立刻趕往現場，進到倉庫後，一來到據說兩星期前剛入庫的孳生源所在——麩皮保存區，放眼望去盡是漫天飛舞的小蛾。裝有麩皮的袋子外面甚至可以看到小蛾正在交配中。

原因顯而易見。但是當我開始檢查麩皮包裝袋，並沒有在袋子的表面上發現「蟲蔓」（蛾的幼蟲吐絲後附著在周遭固體上的網狀物）或羽化之後的殘殼、啃噬的孔洞以及蛾類的活動痕跡。就在尋找蛛絲馬跡時，我注意到飛來飛去的飛蛾大多集中在麩皮保存區與另一區塊的相鄰處。檢查分隔兩個區塊的隔間門後，確實看到其他蛾蟲不斷自縫隙鑽進來。

我馬上請負責這批貨的承辦人讓我調查與倉庫相鄰的保存區，對方表示要先請示貨主。現場等待數十分鐘期間，不時看到大量飛蛾從隔間門的縫隙鑽進來，但是倉庫的承辦人擺出一副「不關我事」的態度而不理不睬。

得到允許後，只要檢查相鄰保存區裡的主要通道即可，來回走一趟也只需十分鐘，足以釐清堆放的貨物是否有蛾、蟲出沒的痕跡。

走進相鄰的保存區後，發現給草食動物吃的牧草堆積如山，而從螟蛾類的生命週期來看，牠們的生長情形足以說明眼前這些牧草已存放了相當時日。當時倉庫承辦人似乎知道裡面有蛾蟲，但是作夢也沒想到會這麼嚴重。

經過調查得知，麩皮包裝上的小蛾是源自相鄰保存區的乾草。我強烈建議貨物的承辦人除了將麩皮移到其他樓層或別棟倉庫外，也要一併清除麩皮保存區以及相鄰保存區乾草上的小蛾。

但這番話傳到倉庫負責人的耳裡，立刻來我這裡興師問罪，劈頭就罵：「你區區一個消毒殺蟲的，竟敢管貨主的閒事！」當時年輕氣盛的我也忍不住回罵：「你也不過是個搬貨流氓！」話一出口，我便後悔了，但已為時已晚。當下氣氛劍拔弩張，雖然貨物的承辦人在居中協調後，立刻將現場消毒殺蟲、並將貨物移到其他地方去，讓事情就此落幕。事情解決了，可是至今與那間運輸公司往來時還是有些尷尬。

至於引發案件的小蛾，那時候認為是印度穀蛾，但後來證明是錯誤的。在我重新檢視記錄後，便立刻更正兇手為菸草粉螟。每次遇見這種蛾，我就會想起當年的紛爭，一切情景歷歷在目，彷彿昨日。

話題回到法國原裝進口巧克力的案件吧，不知道那是義理巧克力或是本命巧克力？聽說最近女性朋友之間也會互送巧克力。無論如何，這次案件不免令人擔心是否會影響送禮者的人際關係。

「害蟲偵探七大法寶」①

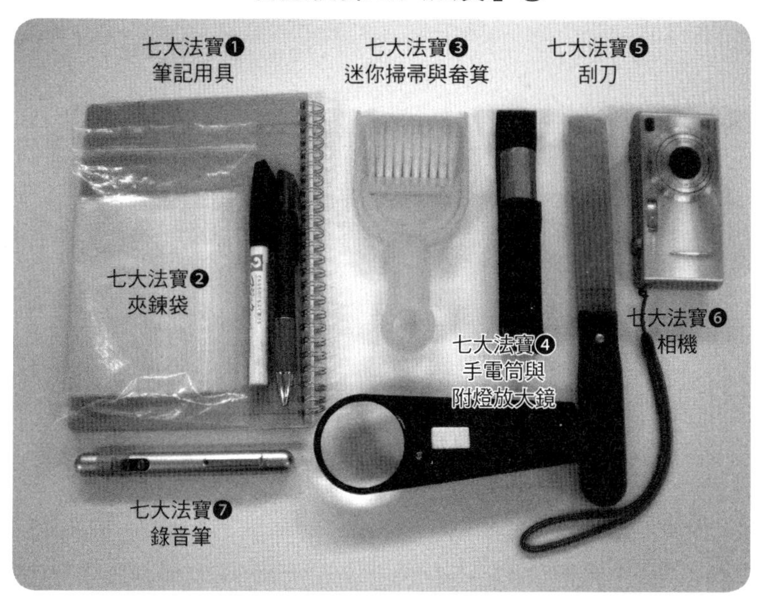

◎筆記用具

盡可能詳細記錄調查現場周遭環境，尤其是廢棄物棄置場與設施出入口、玄關的植栽維護狀態以及人員出入室內與在場內的活動情形等等。

如果現場是食品工廠，便要記錄品管負責人是否具備防止異物混入及防蟲的觀念、以及工作人員的服儀與活動情形等事項，並寫下自己的感想。盡量以不同的視野多方觀察，當成撰寫報告時的參考依據。

衛生害蟲入侵的因素以人為疏失居多，基本的整理、整頓、清潔、清掃四觀點是以人為出發點，必須再以「蟲眼」的觀點評估各項衛生處置的執行程度。

除此之外，也要在有限時間內盡量詳細速記各個問題點以及各處粉塵採樣的結果。

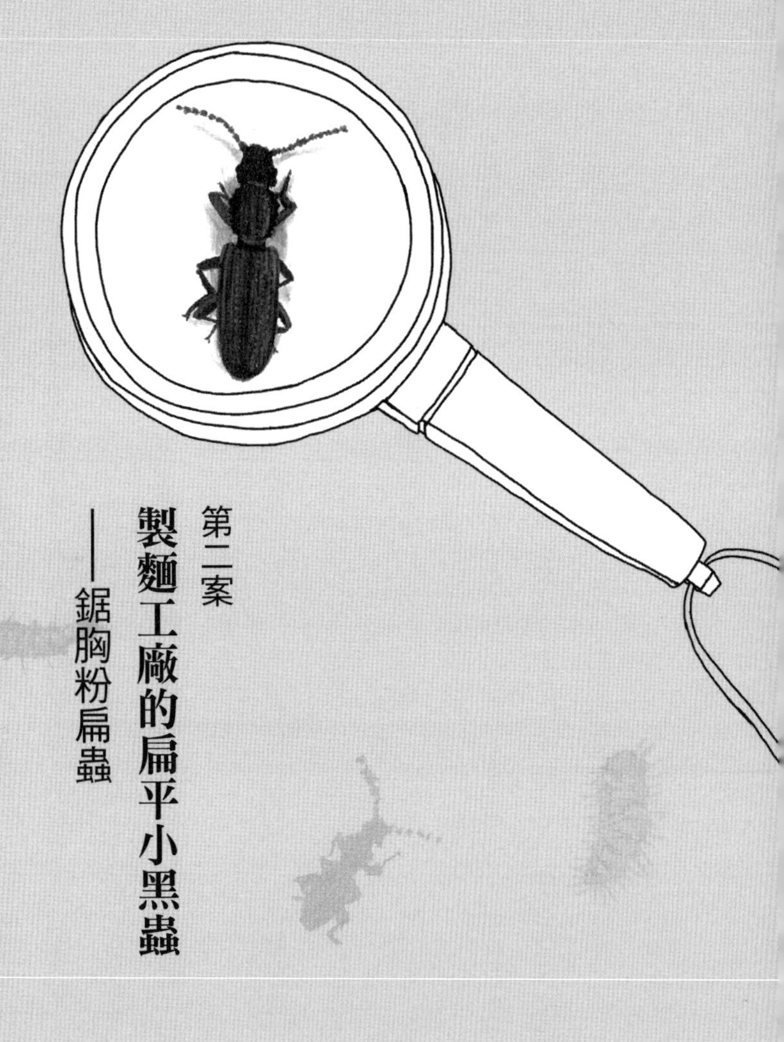

第二案

製麵工廠的扁平小黑蟲

——鋸胸粉扁蟲

◎業主委託調查，案件成立！

在埼玉縣某間製麵工廠，連續好幾天在製麵的初期階段、也就是要將麵粉與鹽水混合揉成麵糰時，都發現小蟲子混在麵糰裡，看起來就像灑了芝麻粒般地。為製麵工廠提供麵粉的製粉公司於是來到我的橫濱辦公室，希望能查出其中原因。接到案子的我立刻前往現場察看。

我在路途上問了承辦人發現蟲子的經過，大致猜想到蟲子孳生的關鍵。原因應該不是出在原料中的麵粉。

不過，一切得看過現場才能水落石出。看著製粉公司承辦人滿臉愁容，不禁令人想安慰他：「沒事的！」

◎疑點：自信過頭的老闆

到了製麵工廠後，我們立即去主管辦公室聽聽老闆的說法。他是極有主見的人，主張麵粉就是蟲子的孳生源。然而整件事聽起來並不像是「推理」，而是他堅決認為問題就出在原料上。既然如此，與老闆談過之後，我們便從工廠的原料進貨區開始調查。

一行人在老闆帶領下前往製麵工廠。一踏進工廠，我立刻向老闆要求：「能不能先讓我看一下攪拌機。」老闆竟然爽快地答應了，這一點出乎我的意料之外。原以為他會反對的。老闆得意地說：「我們家的攪拌機型號非常優良，引進工廠超過十年了，完全沒有出過問題。」我心裡暗暗大樂，反正有沒有問題等下就知道了，更有意思的是，最後自己的想法果然得到了證實。

事不宜遲，我開始檢查製麵專用的大型原料攪拌機。從內側蓋子已生鏽的螺栓來看，確實看不出有打開過的跡象，也因此費了一番功夫才把蓋子拆下來。

當我往裡頭查探隔了十年才重見天日的攪拌機驅動裝置，長年累積在攪拌軸上的麵糰及麵粉此時一點一點掉落下來，形成圓錐狀的小山。密密麻麻混在周圍的可不是芝麻粒，而是小黑蟲。也就是鋸胸粉扁蟲（*Oryzaephilus surinamensis* (Linnaeus)）（照片1、照片2）。

剛才自信滿滿的老闆，如今目瞪口呆地望著成群的鋸胸粉扁蟲，過了一會兒才說道：「原來問題是出在我們這啊！」我至今仍然忘不了老闆當時的神情。

◎什麼都吃的蟲

鋸胸粉扁蟲的成蟲體長約三公釐左右，呈深褐色，觸角前端較粗，前胸背板有一組凹陷（圖1）。側緣成鋸齒狀，翅膀有四條隆起線（圖2）。

幼蟲的體長約三到四公釐，觸角有兩節，第二節呈棒狀且較大（照片3）。蛹的體長為二點五公釐，呈乳白色，胸背及腹部兩側有刺狀突起（照片4）。在自然條件下要從卵發育至成蟲，夏季要三十五天、在春和秋季則要七十天。成蟲的壽命一般為半年到十個月，但根據相關研究指出，也有存活超過兩年的個例。

至於鋸胸粉扁蟲喜歡的環境，只要生長適溫維持在攝氏二十五到二十八度，冬天也能持續活動而不需休眠。對於乾燥或低溫的抵抗力也非常強。

鋸胸粉扁蟲食性範圍之廣，足以稱為雜食性，主要啃食家庭常見食材中的乾香菇以及零食、乾果等加工食品、耐久放的穀類及穀粉。在罕見的情況下也會啃食中藥材。

不過，它不會吃下整顆穀粒，而是喜歡吃穀物上的害蟲如玉米象或其他蟲類吃剩的細小穀物碎片及粉末。

儘管包裝上並沒有經啃咬的孔洞痕跡，但是鋸胸粉扁蟲的身體小而扁平，有一點縫隙就能鑽進去，還是造成業者不少困擾。

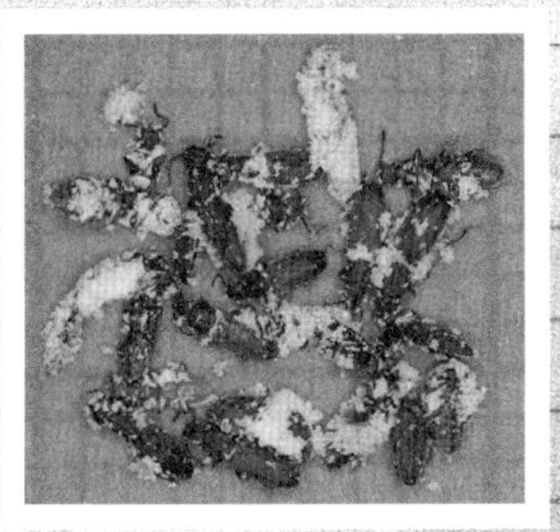

照片1　鋸胸粉扁蟲的成蟲。置於1公釐的方格紙上拍攝。

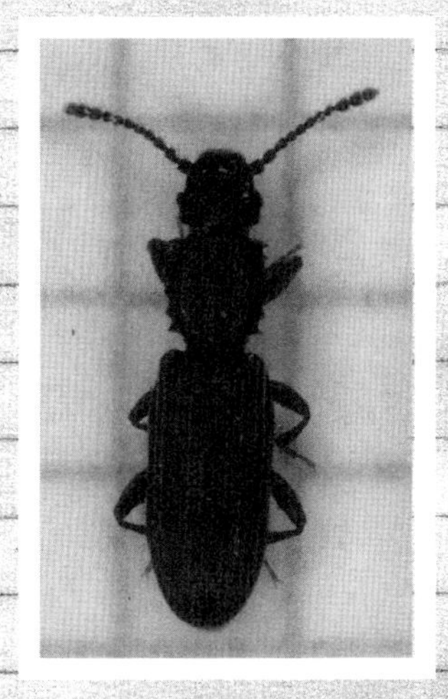

照片2　混進麵糰裡的鋸胸粉扁蟲（*Oryzaephilus surinamensis* (Linnaeus)）成蟲。

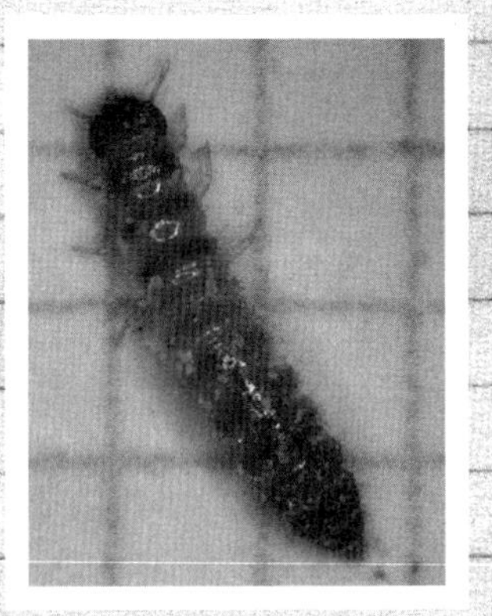

照片3　鋸胸粉扁蟲的幼蟲。

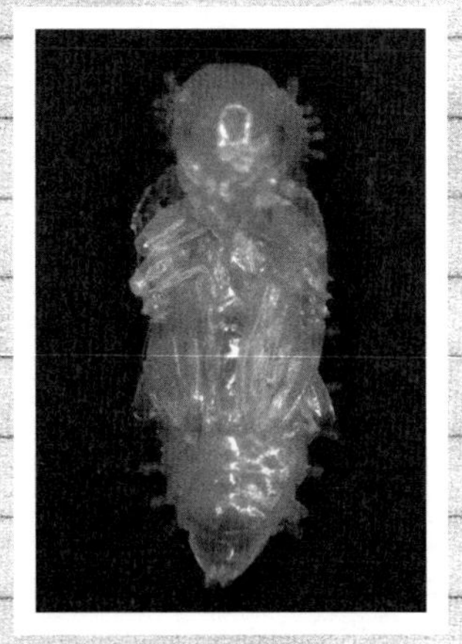

照片4　鋸胸粉扁蟲的蛹。

◎南國的同類

鋸胸粉扁蟲另有「兄弟」，稱為大眼鋸胸粉扁蟲（*Oryzaephilus mercator* (Fauvel)）。是東南亞及南美常見農產品如油菜籽、芝麻、大豆、花生、紅花等植物油原料「油糧種子」或乾果的害蟲。自幼蟲長為成蟲的生長過程與鋸胸粉扁蟲（圖2、3）相同，但是成蟲的複眼較大，一如「大眼」之名，成為辨識的特徵（圖1）。

大眼鋸穀盜是非常怕冷的南方蟲類，食性則喜愛脂肪，目前已確認會和鋸胸粉扁蟲一起棲息於較溫暖的四國等地。

兩種蟲的外形雖然相似，如果遭受蟲害的是南方國家的食品，懷疑元凶是鋸胸粉扁蟲之前，最好先查證是不是大眼鋸胸粉扁蟲比較保險。

◎白費力氣的保養？

話題回到製麵公司。一臉茫然的老闆回過神後表示，製麵工廠的承辦人每天收工時都會把攪拌機裡裡外外清洗得乾乾淨淨，最後一道手續便是在攪拌部的內側塗上油脂。目光所及之處確實保養得相當不錯，攪拌機才能因此順利運作了十年吧。

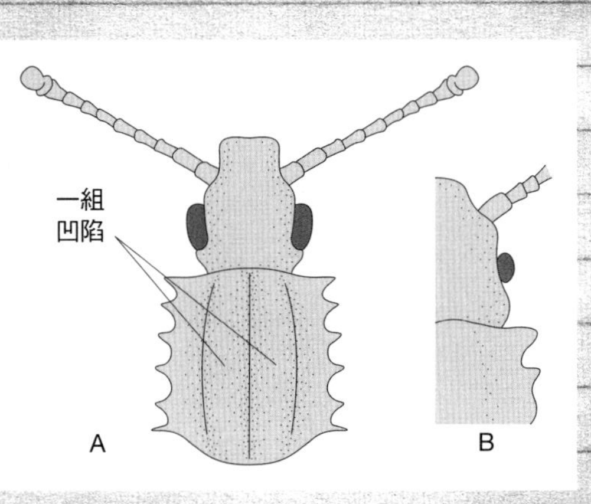

圖1　大眼鋸胸粉扁蟲（A）與鋸胸粉扁蟲（B）的差別在於眼睛大小（《都市害虫百科》，1993）。

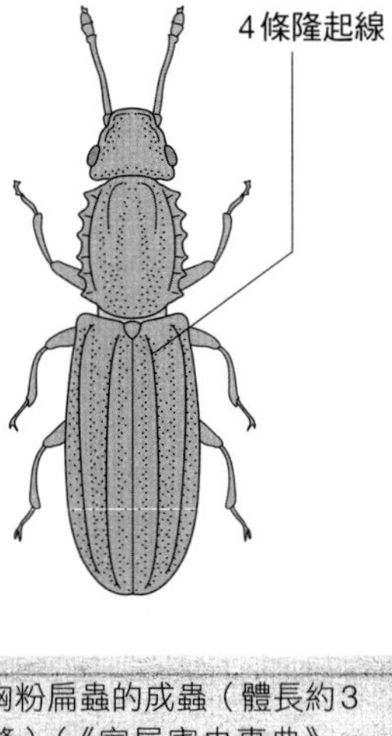

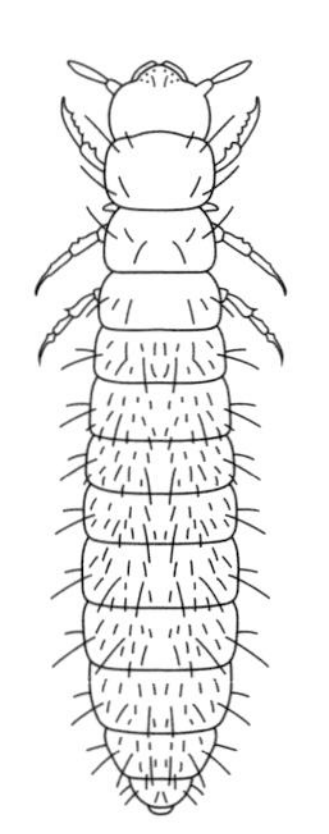

圖2　鋸胸粉扁蟲的成蟲（體長約3公釐）（《家屋害虫事典》，1995）。

圖3　鋸胸粉扁蟲的幼蟲（體長約4.5公釐）（《家屋害虫事典》，1995）。

但也因為如此，萬萬沒想到棲息在攪拌機驅動裝置裡的小蟲子，是趁工廠四下無人的夜晚爬出來，就此鑽進攪拌部裡。

鋸胸粉扁蟲攀附能力極強，可爬行在玻璃或鋁箔等光滑表面上。但是為了保養攪拌機而悉心塗上的油脂，會使鋸胸粉扁蟲的攀附能力失靈，只能停留在攪拌部的底層。因此事實的真相是，渾然不知的工作人員隔天將麵粉倒進有蟲的地方，蟲子便自然而然混進製麵的麵糰裡。

聰明的蟲子往往會發現人類疏於防備的地方，進而潛藏在「陷阱」裡，把此處作為繁衍後代的棲息地。只要明白它們是多麼頑強且難以對付，就不會在防治上掉以輕心，一定要全面維護與定期檢驗長期使用的食品製造機具等器材。

◎另一案：人也不是好惹的

根據鋸胸粉扁蟲的習性，當原本的棲息地已蟲滿為患，就會成群另覓新地點。最後再分享一則案例，證明蟲子雖然頑強，但人類也不是好惹的。

有一天，東京都內某間商社打電話給我，說他們剛從中國進口的乾香菇與核桃有許多小蟲，不知該如何是好。經過調查後，確認是鋸胸粉扁蟲。由於兩種乾貨裡都有大量蟲子，我以為他們會直接丟棄，結果卻要我噴殺蟲劑。我照對方所說的處理，但無法理解他們要怎麼從乾香菇和核桃裡挑揀出蟲屍。

商社的承辦人表示，這批乾香菇和核桃會退給中國，要求他們換一批新的送過來。至於混了蟲屍的貨物，他認為憑中國的人海戰術，應該能把它們揀乾淨。可見人也不是好惹的。

「害蟲偵探七大法寶」②

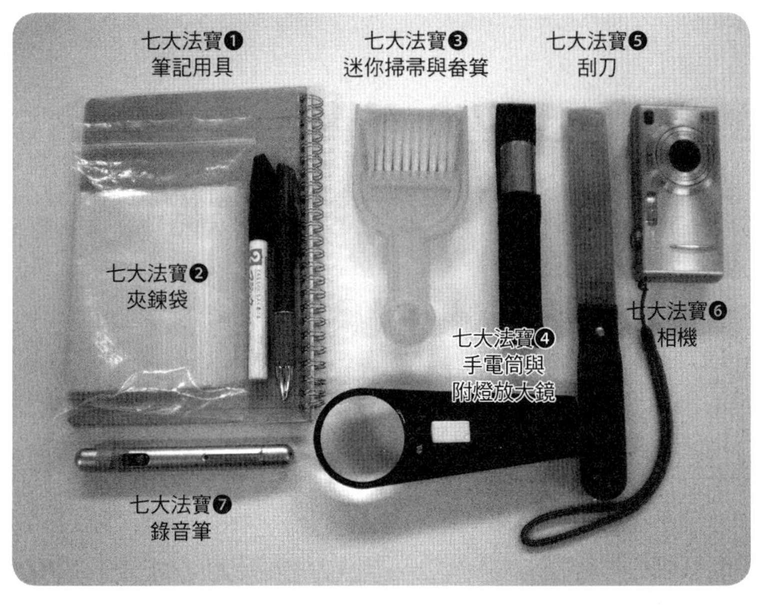

◎夾鍊袋

用迷你掃帚或畫筆將案發現場的原料渣滓、塵土以及附著在其他地方的聚積物仔細裝在夾鍊袋裡，並註明採集地點。回到辦公室後，以篩子（以20目為主）揀選收集物，找出蟲類孳生的蛛絲馬跡並加以分析。

第三案

潛藏在外國香菸裡的蟲

——菸甲蟲

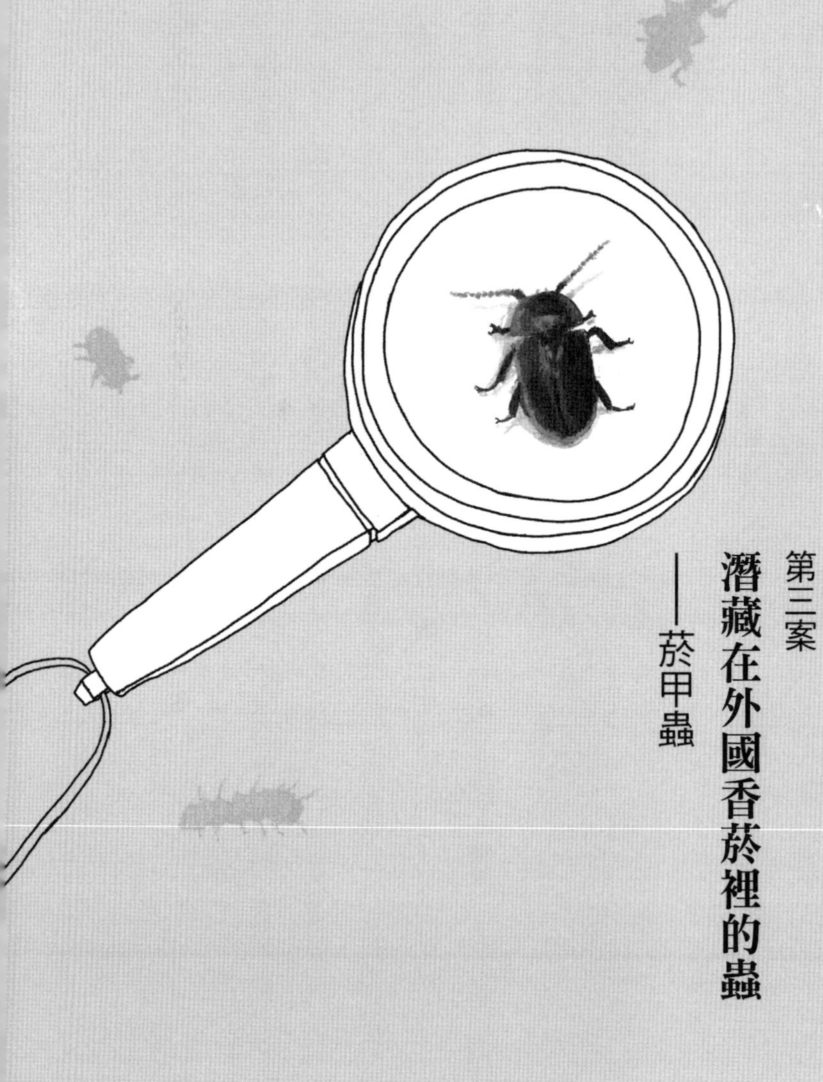

◎案件成立！

有一天接到朋友T先生打來的電話。據他所說，早上本來想抽一根菸，沒想到菸竟然長蟲，讓他嚇了一跳。T先生立刻依照外盒所標示的電話與廠商聯繫，但是接聽電話的人語氣冷漠、制式化地回覆：「請將實物寄過來，我們收到後會寄同廠牌的現貨給您。」無法釋懷的T先生打電話來希望我能調查一下，並說會把蟲與香菸的照片拍下來寄給我。

我先向T先生表明，沒有實物、單憑照片並無法百分之百鑑定是哪一種蟲，充其量僅能提供初步的推測而已。而在過幾天後，照片就寄來橫濱辦公室了。

◎當事人T先生的觀察

我再聽了一次T先生的詳細說明。他說那天早上發現香菸裡有蟲，香菸是前一晚剛買的。是回家途中在車站前的自動販賣機投幣購回這款外國香菸，而帶回家後並沒有開封。

隔天早上，當他拆開包裝來想抽一根時，突然發覺不對勁。香菸濾嘴有小洞，濾嘴中央處

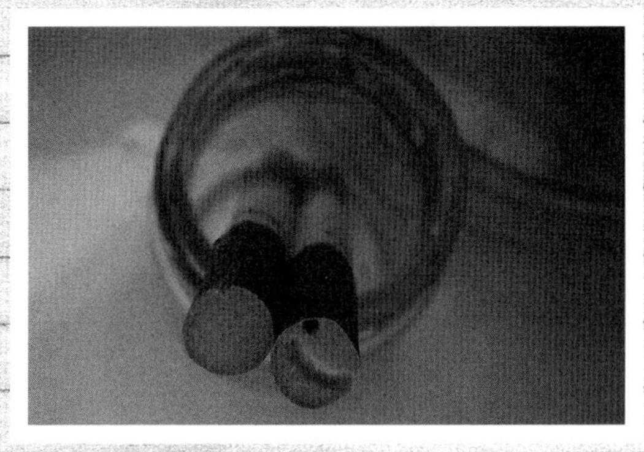

照片1　香菸有異狀！

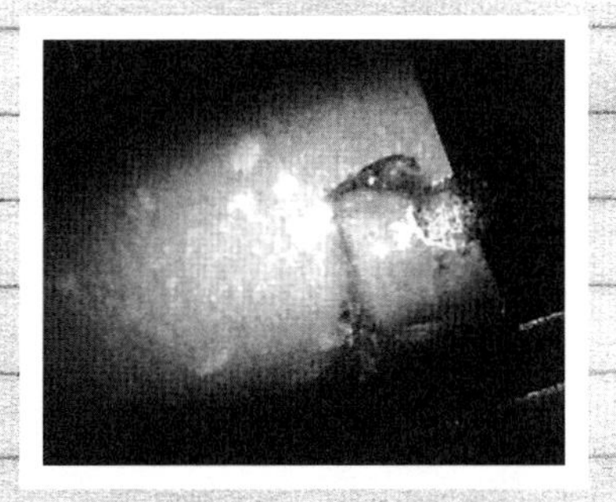

照片2　有東西在蠕動！

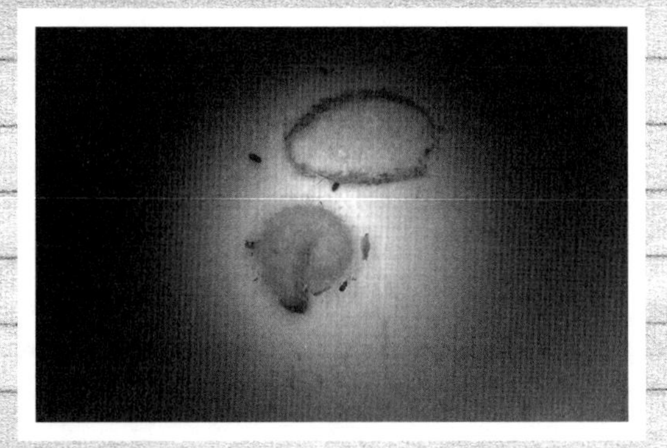

照片3　迷你版的獨角仙幼蟲？

像是被削出了一道月牙般的溝槽（照片1）。其他香菸濾嘴的邊緣有「コ」形的傷痕與褐色皮膜，仔細一看，赫然看到白中帶黃的小蟲正在蠕動（照片2）。T先生形容：「感覺就像小時候養的獨角仙幼蟲迷你版。」（照片3）。

◎蟲子的真面目

根據T先生寄來的照片來看，我立刻知道潛藏在香菸裡的蟲就是菸甲蟲的成熟幼蟲。單憑外觀推測，幼蟲吃掉了香菸碎屑（碎菸草的部分），接著長大後便鑽到濾嘴處以便化蛹及羽化。不過，必須實際拆解香菸，分析食害痕跡、蛻殼、糞便形狀等因素後才能驗證我的推測。

◎蟲蟲檔案：吃花粉可延長壽命

菸甲蟲（*Lasioderma serricorne* (Fabricius)）的成蟲體長為二到三公釐，呈卵圓形，體色為偏紅的紅褐色、密生黃灰色微毛。觸角各節均呈鋸齒狀。上翅無點狀凹陷與直條形溝紋，但有光澤（照片4、5）。

成熟幼蟲體長約四到五公釐，呈白色月牙狀彎曲（照片6）。頭部前方有四條淺褐色斑紋（照片7）。

在自然條件下所需的發育期間，春秋兩季為九十天以內、夏季為四十天左右。氣溫若是在攝氏三十二點五度、相對濕度七十%的環境下，發育期便能縮短到二十五天左右。在濕度為二十五%的乾燥環境下也能發育。不過，菸甲蟲不耐低溫，發育的低溫極限為二十度。

成熟幼蟲會用唾液將排泄物或穀類殘渣凝結成團，製成膠囊狀的蛹室，並在其中化蛹及羽化（照片8）。羽化後，約二到三天即脫離該處。

成蟲的平均壽命不論雌雄均是十一天，最長為二十天。此外，只要給予花粉與水，就能使成蟲的平均壽命及最長壽命增加一倍。

雌蟲一次可產五十到一百顆卵。卵呈乳白色，尺寸為長徑零點四到零點六公釐、短徑零點二到零點二五公釐的長橢圓形（照片9）。

一般來說，菸甲蟲在日本國內的分布範圍是本州以南，但近年來在北海道也有提出案例報告。換句話說，這是日本的「常見」害蟲。

◎食性：愛吃義大利麵、零食與香菸

菸甲蟲的食性相當廣，只要是乾燥植物或動物性食物，幾乎什麼都吃。尤其愛吃穀粉及其

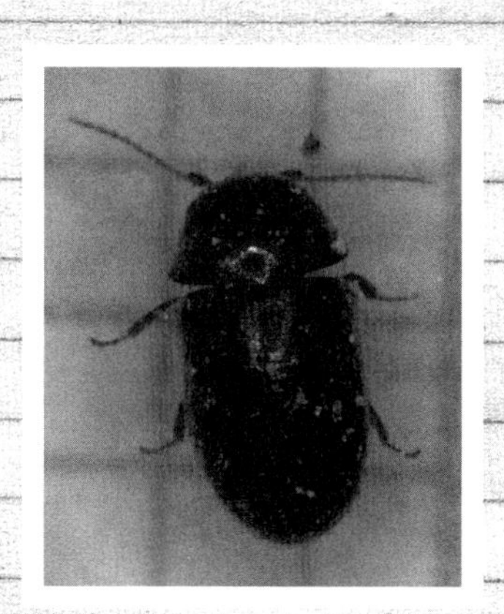

照片4　菸甲蟲（*Lasioderma serricorne* (Fabricius)）的成蟲。方格的一邊為1公釐。

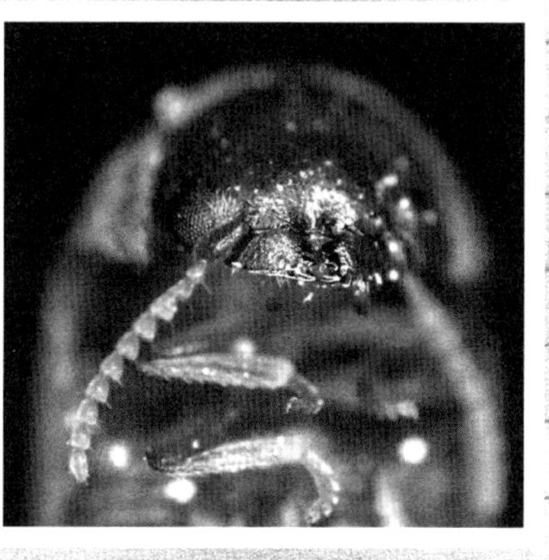

照片5　菸甲蟲成蟲帶有光澤的臉。

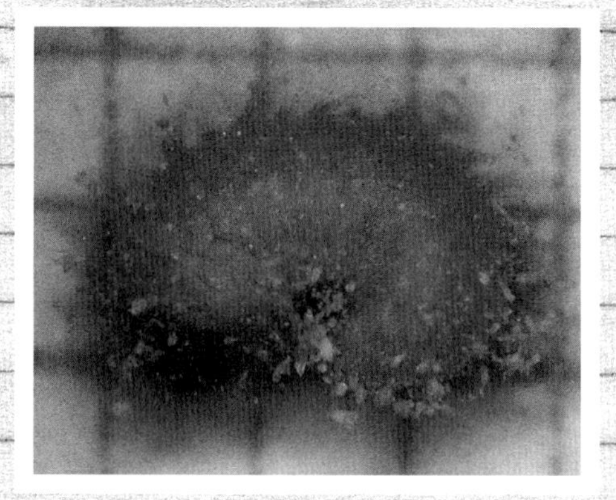

照片6　呈月牙狀彎曲的菸甲蟲成熟幼蟲。

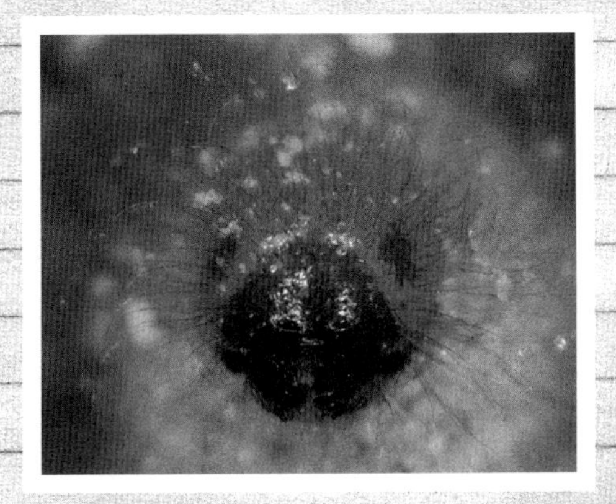

照片7　菸甲蟲成熟幼蟲的頭部。

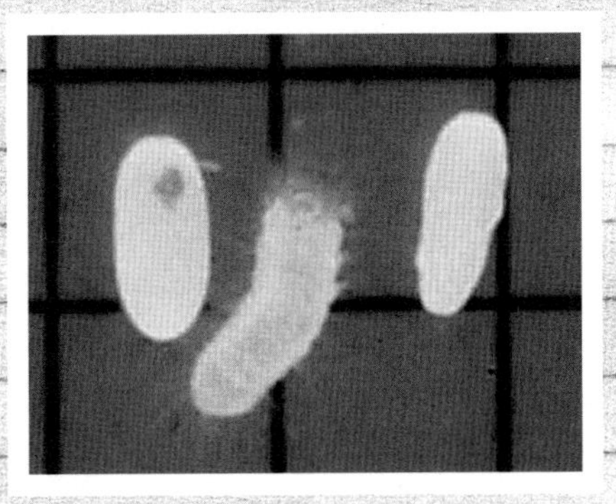

照片9　左右為菸甲蟲的卵，中間為孵化的幼蟲。

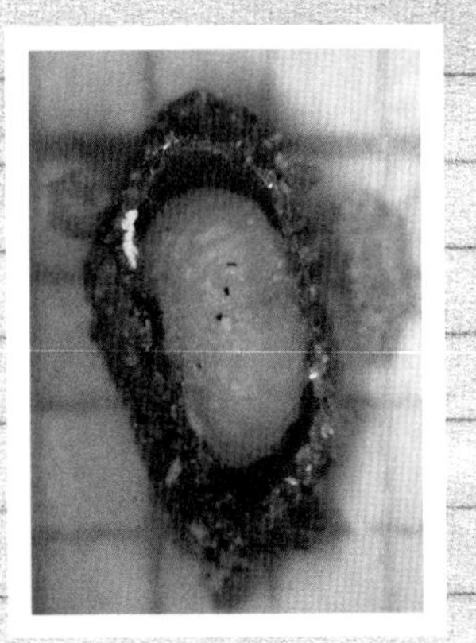

照片8　在蛹室裡的菸甲蟲成熟幼蟲。

加工產品，例如乾麵、義大利麵、香辛料、寵物飼料、零食類、香菸、柴魚乾類、乾草、稻草等。它更是香菸產品的「重大害蟲」，因此稱為「菸甲蟲」。

菸甲蟲的食性之所以廣泛，研判是因為它能利用與後腸裡的含菌體（mycetome）共生的微生物所製造的維生素B群。此外，幼蟲的啃食能力強，連堅硬的聚乙烯容器也能咬穿，幾乎各種食品的包裝都不放過。然而，如前面所提到的，菸甲蟲十分耐旱，愛吃的仍是乾麵等食品。

其成蟲常在夜間飛行，如果沒有注意到周遭有菸甲蟲，常常會就這樣潛藏在產品裡，不待業主發現便出貨。

◎害蟲偵探的推理：從哪裡來的？

話題再回到T先生的菸甲蟲。蟲子究竟是從哪裡來的？是在T先生家裡遭到入侵的嗎？還是在製造過程中遭到入侵？接下來試著從這兩個方向加以推測。

【有可能是在T先生家裡遭到入侵嗎？】

T先生買了香菸後，開封之前有注意到外盒表面是否有破損等異常情況嗎？假設是從外部入侵的，應該會留意到外盒有食害痕跡。如果是在T先生家裡遭到入侵，菸甲蟲就得在一個晚上的時間內從外部侵入香菸盒，同時潛進濾嘴，咬破並啃噬香菸的捲紙，甚至完成蛻皮。因此，這一點絕對不可能成立。

【是在製造過程中遭到入侵嗎？】

有可能是蟲卵或初齡幼蟲在製造過程中便混入了碎菸草裡、跟著產品一起出貨並販售嗎？以香菸為食的菸甲蟲，所需的發育期間約九十天。雖然不清楚這盒香菸的製造日期，但無法否定遭到入侵的可能性。

T先生後來將我的推測告訴廠商，總算獲得對方善意的回應。廠商最後慎重處理這起客訴，並給予了合理的賠償。這起案件能結案全是經抽絲剝繭推測而來。

「害蟲偵探七大法寶」③

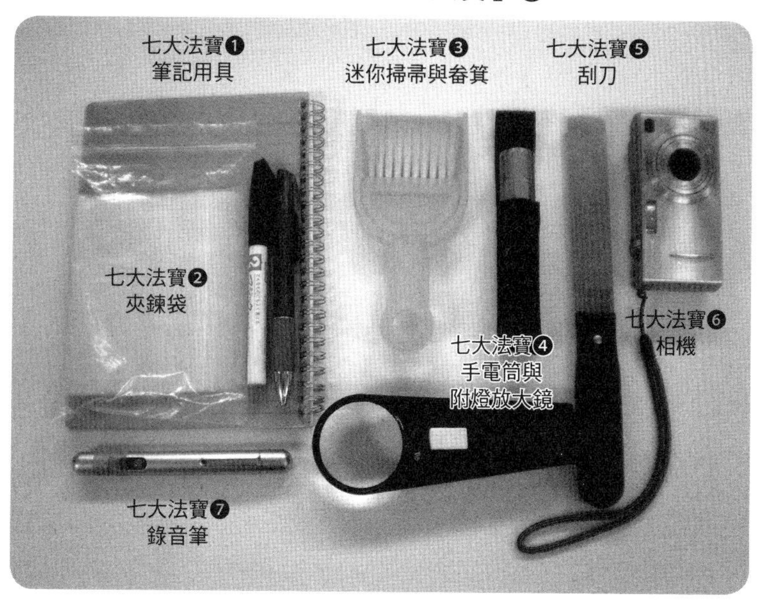

◎迷你掃帚與畚箕

以昆蟲的習性察看環境，若發現到現場周圍有粉塵及原料渣滓、或是從刮刀上刮下來的附著物時，可利用迷你掃帚仔細掃進迷你畚箕裡，再倒進夾鍊袋裡收好。有些地方極其狹小，也須攜帶能伸入小縫採集物證的畫筆以備不時之需。由於小蟲留下來的痕跡容易遭到破壞，凡事請務必小心謹慎。

第四案

F先生的香菸

——印度穀蛾

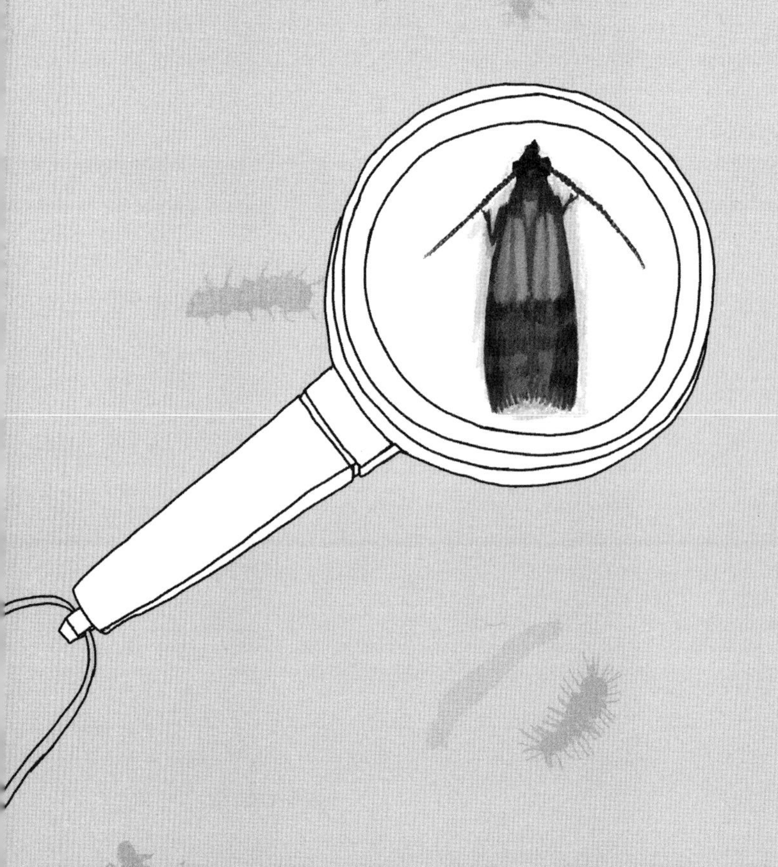

◎案件成立！

某天午後，橫濱辦公室電話又響起了。接聽之後，是一位F先生打來的。他立刻說明事情原委。問題出在他從東京郊外某小鎮的自動販賣機所購買的香菸。

F先生昨天抽了幾根剛買來的香菸，而今天早上剛起床，也從同一個菸盒取出香菸叼在嘴裡，點燃後先吸了一口，立刻發覺舌尖感覺怪怪的。當他把香菸拿開嘴巴定睛一看，發現濾嘴已露出棉花，一隻小蟲子正從裡頭鑽出來。F先生想知道為什麼會發生這種事，因此委託我調查。

我接下了這件案子，立刻請他用香菸的空盒子或其他容器，把有蟲的香菸裝在裡面送來給我。

◎連蟲子也嚇一跳

F先生送來的那隻小蟲子，是印度穀蛾（*Plodia interpunctella* (Hübner)）〔註1〕的老熟幼蟲（照片1、2）。也就是先前懷疑是入侵法國原裝進口巧克力的元凶。

當我檢查遭到入侵的濾嘴，發現為了化蛹及羽化而藏在濾嘴裡的印度穀蛾，是被突如其來

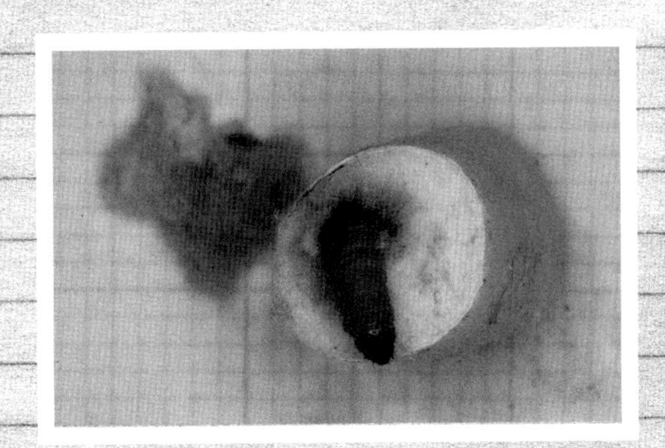

照片1　從香菸裡頭鑽出來。置於1公釐的方格紙上拍攝。

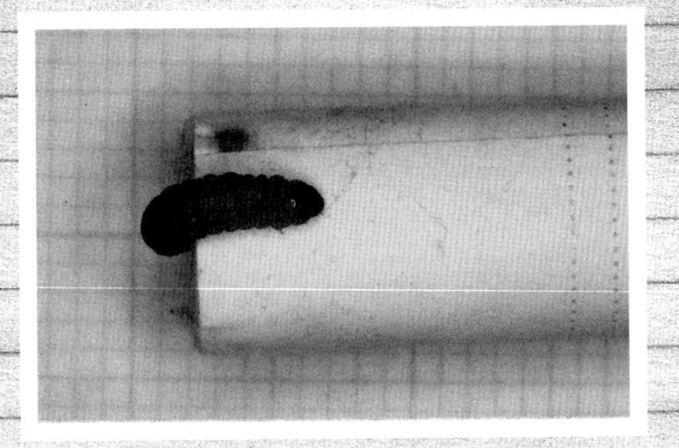

照片2　有東西爬出來了！

註1：螟蛾科斑螟亞科昆蟲，在防檢局官方文件常被稱為「印度穀蛾」，但如此容易與蕈蛾科（又稱穀蛾科）昆蟲搞混，因此也有中文俗名會稱其「印度穀螟蛾」以反映其亞科地位。(來源：施禮正／特生中心)

的菸霧及熱氣嚇到才鑽出來。F先生晚上在自家吸完菸，擺放香菸的場所附近可能就是蟲子的孳生源吧？

◎蟲蟲檔案：愛吃巧克力的蟲

前面也提到了印度穀蛾，巧克力一旦長蟲，馬上就會聯想到是這種蟲在作祟。印度穀蛾愛吃穀類、豆類、堅果、可可豆、乾果等等，食性非常廣泛，是乾燥食品最令人頭痛的害蟲（照片3）。

這種蟲在氣溫攝氏十五度的環境下也會產卵（照片4），至羽化為止的發育期間為一百四十五天。氣溫二十度時需六十八天、二十五度時需四十天、三十度時只需三十二天。由此可知，最適合印度穀蛾生長的溫度範圍，便是令人類感到舒適的二十到三十度。

成蟲的展翅長為十三到十六公釐。前翅為紅褐色，另一半呈灰褐色。靜止不動時，翅膀會收起呈屋脊狀（照片5）。

成熟幼蟲的體長為十公釐，體色（胴體）通常成黃白色，體表並沒有斑點或斑紋。蛹長八公釐，呈橘黃色，繭為半透明狀。

幼蟲的啃噬能力很強，據說連麻將牌都能咬出洞來，因此能輕易咬破包裝容器入侵。尤其

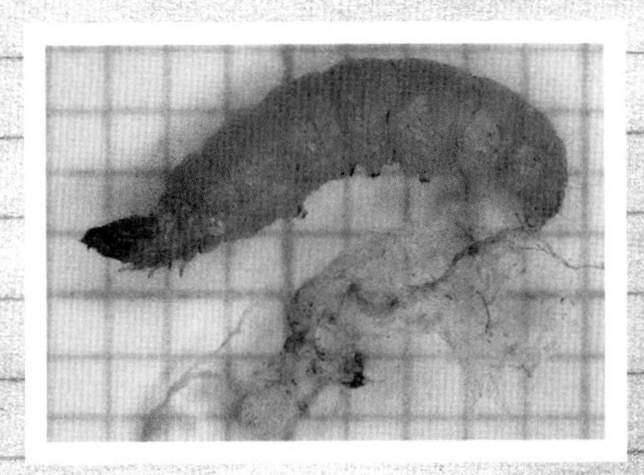

照片3 印度穀蛾的幼蟲。

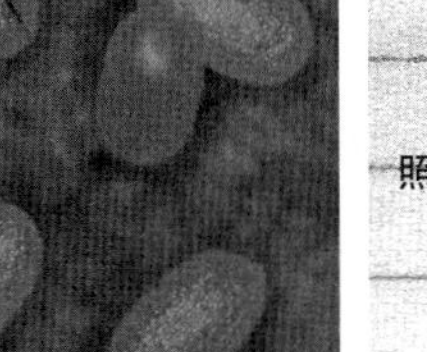

照片4 印度穀蛾的卵。長約0.43公釐、寬約0.23公釐。

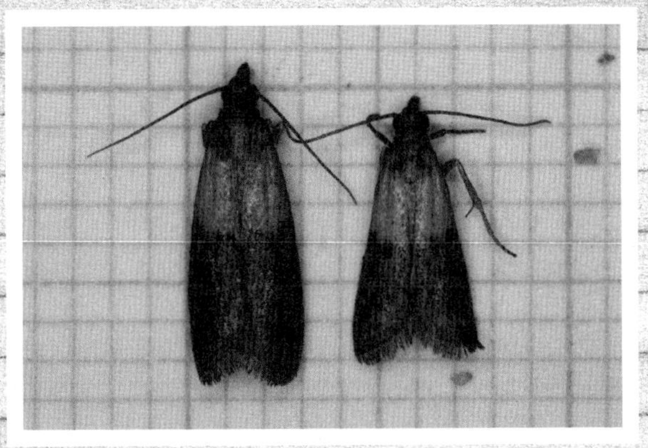

照片5 印度穀蛾（*Plodia interpunctella* (Hübner)）成蟲。雌蟲（左）與雄蟲（右）。

是越冬期與化蛹期的成熟幼蟲，常會從孳生源轉移陣地潛入食物包裝，造成不少問題。

在大自然環境中的落果也會遭到蟲害。由於果實變得乾燥，印度穀蛾便得以入住並大量繁殖。據說也曾在鳥巢裡發現這種蛾的蹤影。

◎現代才有的案件

話題有些偏離主題了，但最近的吸菸族簡直毫無容身之地。愈來愈多地方禁止走路時吸菸或禁止在路上吸菸，建築物裡自不用說，在家裡也得承受禁菸的壓力。如今已許久不曾聽到「螢火蟲族」一詞了，這是過去用來形容躲在大樓陽台上吸菸的吸菸族。至於透天住宅，吸菸族就得在家人的冷淡視線下躲在有通風設備的廚房或院子裡吸菸。

話說回來，我是菸齡超過五十年的愛菸一族，生平第一次抽的菸是「光」（照片6）。現在幾乎沒有人知道這個品牌了吧。這段漫長的吸菸歲月裡，我也確實反省過自己在吸菸禮儀上的缺失，如今正努力遵守吸菸的禮節。

總而言之，在這種情況下，習慣晚上在有通風設備的廚房或院子裡吸菸的人，通常會將香

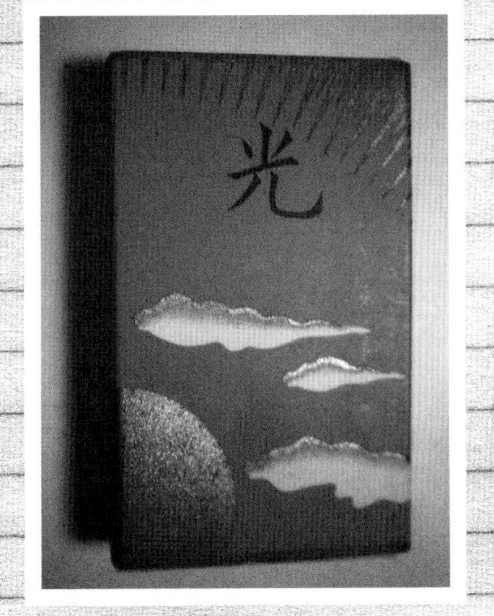

照片6 昭和20年代停產的香菸品牌「光」（筆者私人物品）。

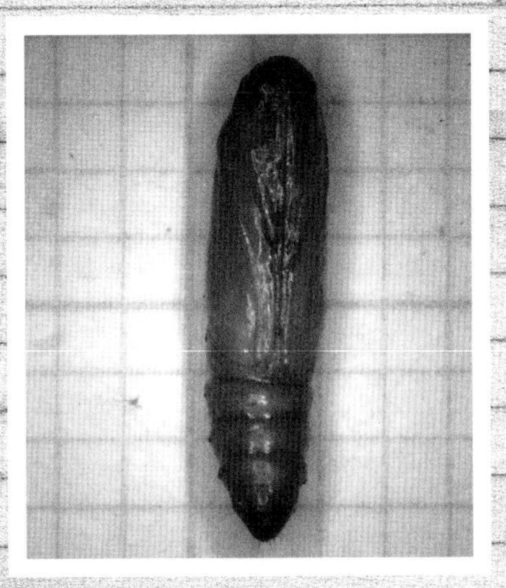

照片7 印度穀蛾的蛹。

菸擺在廚房空隙或倉庫等處。而這些場所便是印度穀蛾化蛹（照片7）及羽化的地方。

再者，最適合蟑螂產卵的地點，就是已拆封的菸盒。這使得遭到蟲子食害、產卵以及排泄物所污染的案例急遽增加。

預防蟲子入侵香菸的方法，便是徹底隔絕蟲類在附近徘徊的誘因，例如將香菸放在密閉容器裡或是擺在桌子等處。以上是來自長年愛菸一族的忠告。

家中若是有人吸菸，請多為他們著想，暗中改變一下親愛家人擺放香菸的位置。如此一來，自然不會引蟲上門。

第五案

環保產品裡的大害蟲

——菸甲蟲

◎案件成立！

蟲子潛藏的場所並不僅限於食品。不是食物的話，蟲子也會退而求其次，出現在令人意想不到的地方，結果嚇到物主、家人及身邊的人們。在某個蟬鳴寂靜的初秋，朋友S先生帶給我看的一雙英國製芭蕾舞鞋，便是遭遇到蟲子啃咬的情況。

有位學生在某間芭蕾舞教室上完課後，都會習慣將舞鞋脫下來放進櫃子裡、並將襪子換下來、帶回家清洗。但學生已經連續二到三次發現襪子上沾了褐色細粉狀的污痕，為保險起見，她也檢查了放在鞋櫃裡的舞鞋，赫然驚覺裡頭有褐色的粉粒、以及二到三公釐長的白色毛蟲正蠕動著。

學生立刻通知芭蕾教室的負責人，而後來進口舞鞋的經銷商隨即聯繫S先生，請他將舞鞋帶來我的辦公室。

引起騷動的蟲子，是菸甲蟲的成蟲（照片1、2）；至於褐色粉粒狀的東西，就是菸甲蟲幼蟲的糞塊。

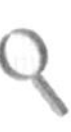

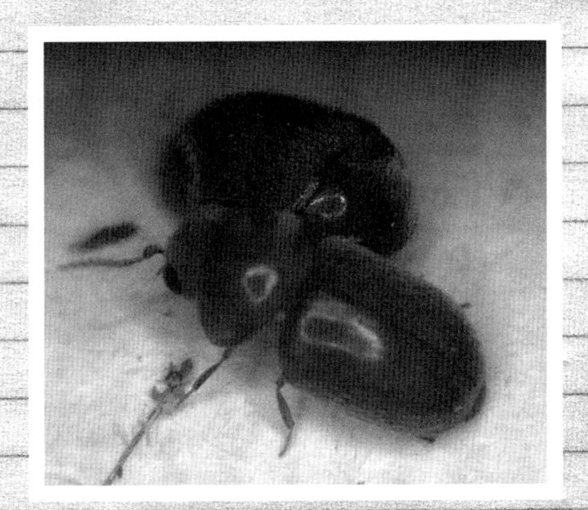

照片1 菸甲蟲的成蟲。

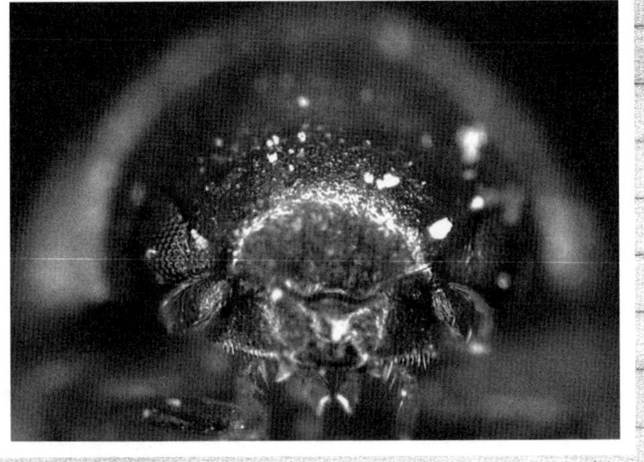

照片2 菸甲蟲成蟲頭部。看起來似乎很強悍！

菸甲蟲（照片1、2）是以潛藏在香菸裡而得名，但這回是藏在芭蕾舞鞋的鞋墊裡。為什麼會藏在那裡？解開謎團之際，我也發現到另一個驚人的事實。

◎奇怪的物證：鞋墊是由家畜飼料製成

我立刻將有問題的英國製芭蕾舞鞋拆開來檢查，發現菸甲蟲的幼蟲及成蟲確實棲息在鞋墊裡（照片3、4）。驚訝之餘，帶鞋子來的S先生對我說明了情況。當我聽到鞋墊是由麩皮製成的環保產品時，差點沒昏倒。所謂的麩皮，是指將小麥加工製成麵粉時所產生的副產品，一般會當成家畜的飼料。

儘管驚訝，但是以我鑑定害蟲的這門生意來說，原來這類環保產品也藏了這麼多「財蟲」啊。雖然這只是瞬間閃過的念頭，說出來可能會被罵，我還是忍不住竊喜。

這就是「環保產品裡的大害蟲」（由本書監修者林晃史博士命名），芭蕾舞鞋一例，不過是宣告了未來將有更多類似案件。

◎新的案件

有次，我的辦公室接到一項新案件。川崎市的食品公司在拆解新添購的進口機械包裝時，

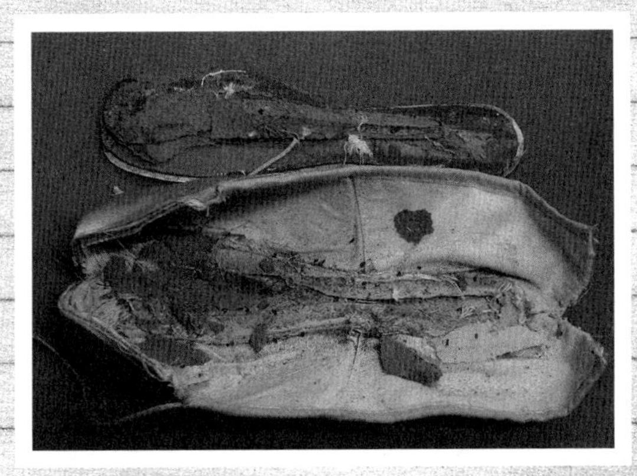

照片3　將芭蕾舞鞋鞋墊拆開後，發現了菸甲蟲的成蟲及糞塊。

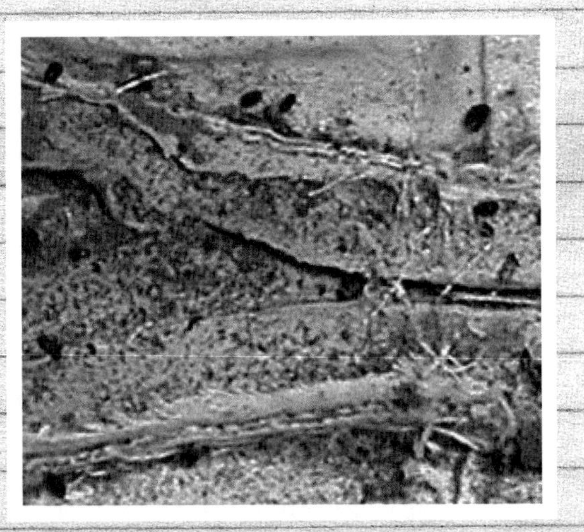

照片4　放大芭蕾舞鞋遭蟲咬的部分。黑色橢圓形即是菸甲蟲的成蟲。

赫然發現三公釐大小的紅褐色小圓蟲從裡頭爬出來，也看見不少蟲屍，因此希望我鑑定蟲子的種類並調查長蟲的原因。

我立刻前往現場，馬上看出那是菸甲蟲。不過，大型瓦楞紙箱裡只有被木框固定住的機械，以及少量用塑膠袋裝著、用來塞在空隙間的保麗龍緩衝包材，並沒有看到疑似孳生源的物件。我納悶之餘展開調查，這才注意到幾個裝在塑膠袋裡的緩衝包材藏著菸甲蟲。進一步檢查緩衝包材的結果，驚訝地發現那就是孳生源（照片5）。

◎疑點：保麗龍裡有蟲？

由於保麗龍是石油的副產品，再怎麼頑強的菸甲蟲也不可能棲息在那裡，所以我不認為當作緩衝包材的「保麗龍」就是孳生源。然而，當我仔細確認用來裝緩衝包材的塑膠袋上的產品標示成分時，看起來像「保麗龍」的東西，居然是以玉米為原料製成的環保產品，不會造成環境污染。如果原料是玉米，確實有可能成為菸甲蟲的孳生源。

驚訝之餘，不禁佩服菸甲蟲對於環境變化的超強適應力。即便眼前的物體是新產品，菸甲

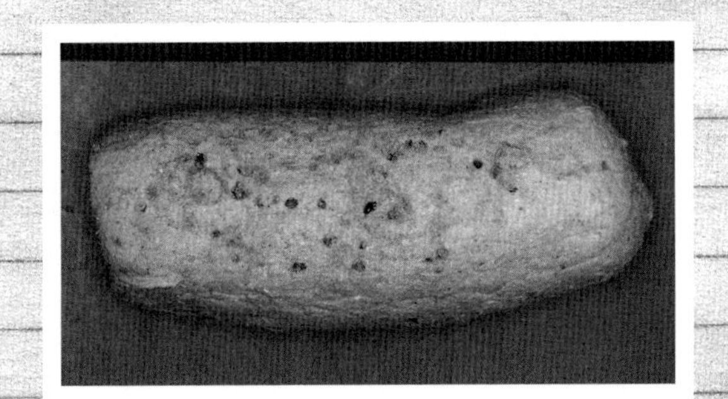

照片5　成了菸甲蟲孳生源的緩衝包材。

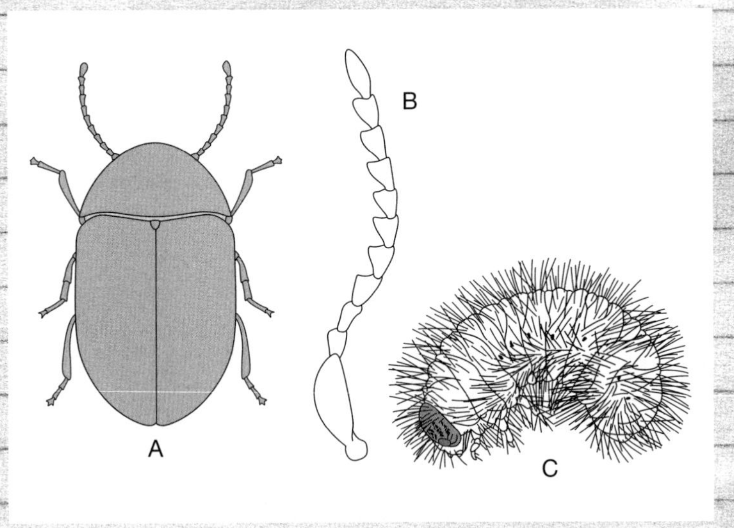

圖1　菸甲蟲的成蟲（A）、觸角（B）、幼蟲（C）（《家屋害虫事典》，1995）。

蟲依然會因應新環境強化自己的生存能力，相形之下，現代人未免顯得愈來愈體弱多病了吧？

◎自顧不暇的自宅案件

我們家也發生了一樁算是愛護自然所引起的「環保」案件。

某個夏季夜晚，房間裡的書桌周圍至枕頭一帶有菸甲蟲出沒。我檢查了廚房及倉庫等場所，都沒有發現疑似孳生源的痕跡。把家裡翻找了一遍，仍是苦思不得其解，就在此時，不經意地發現牆邊有白色粉末。我的視線順著往上移，映入眼簾的是雞屎藤果實與酸漿（照片6）。

每年一到秋天，我家夫人就會去山裡採摘野生常春藤一類的果實或酸漿吊掛在客廳或走廊的牆上。我覺得這麼做很有趣，自己多少也會幫忙。但當我仔細端詳掛在牆上的雞屎藤果實（照片7-1、7-2）與酸漿（照片8）時，赫然發現到處都有小孔洞，尤其是千瘡百孔的雞屎藤果實裡，甚至能看到正在蠕動的菸甲蟲。酸漿裡頭當然也有菸甲蟲，驚嚇之餘，不免覺得自己有失職業顏面，便馬上將裝飾用植物拿去燒掉，並用殺蟲劑消毒周遭環境。

酸漿裡除了菸甲蟲以外，還有一些印度穀蛾與鋸胸粉扁蟲，不禁再次驚訝於都市型害蟲竟然頑強到如此地步。

由於這件事發生在自己家裡，難免遺憾就此少了一份秋季樂趣。後來，夫人聽了九州某位陶藝家的建議，說將男士髮膠噴灑在雞屎藤果實與酸漿上，不但不會褪色，也能維持很長一段時間。夫人於是立刻動手實踐，想不到也真有防蟲效果。我家夫人的頑強也不輸給蟲子啊。

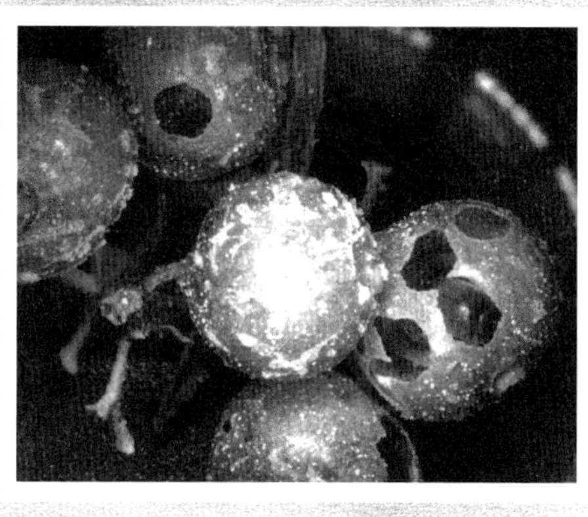

照片7-1　雞屎藤果實上有熟悉的蟲子。

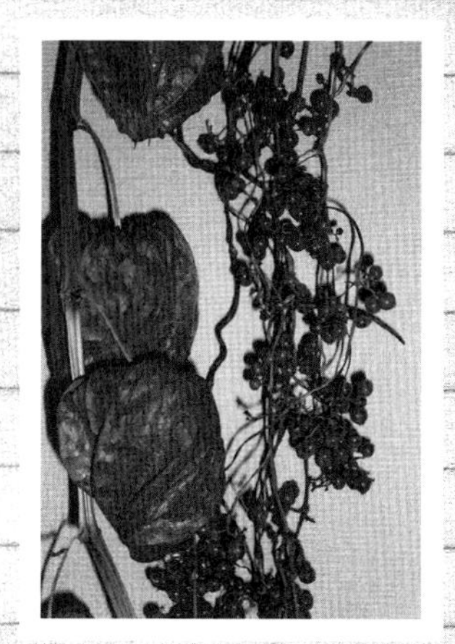

照片6　掛在走廊牆上的酸漿（左）及雞屎藤果實（右）。

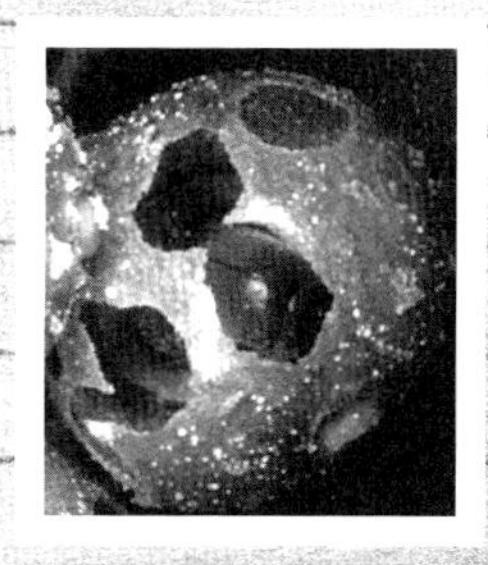

照片7-2　放大照。中央的孔洞裡有菸甲蟲。

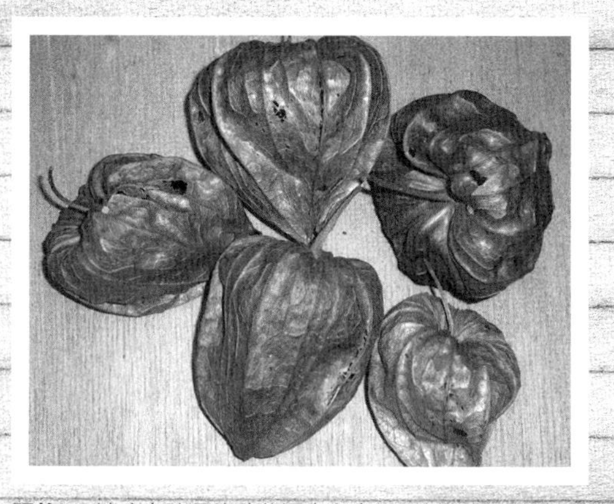

照片8　被咬出孔洞的酸漿裡也有蟲子！

第六案

在室內猖獗的褐色小蟲

——藥材甲

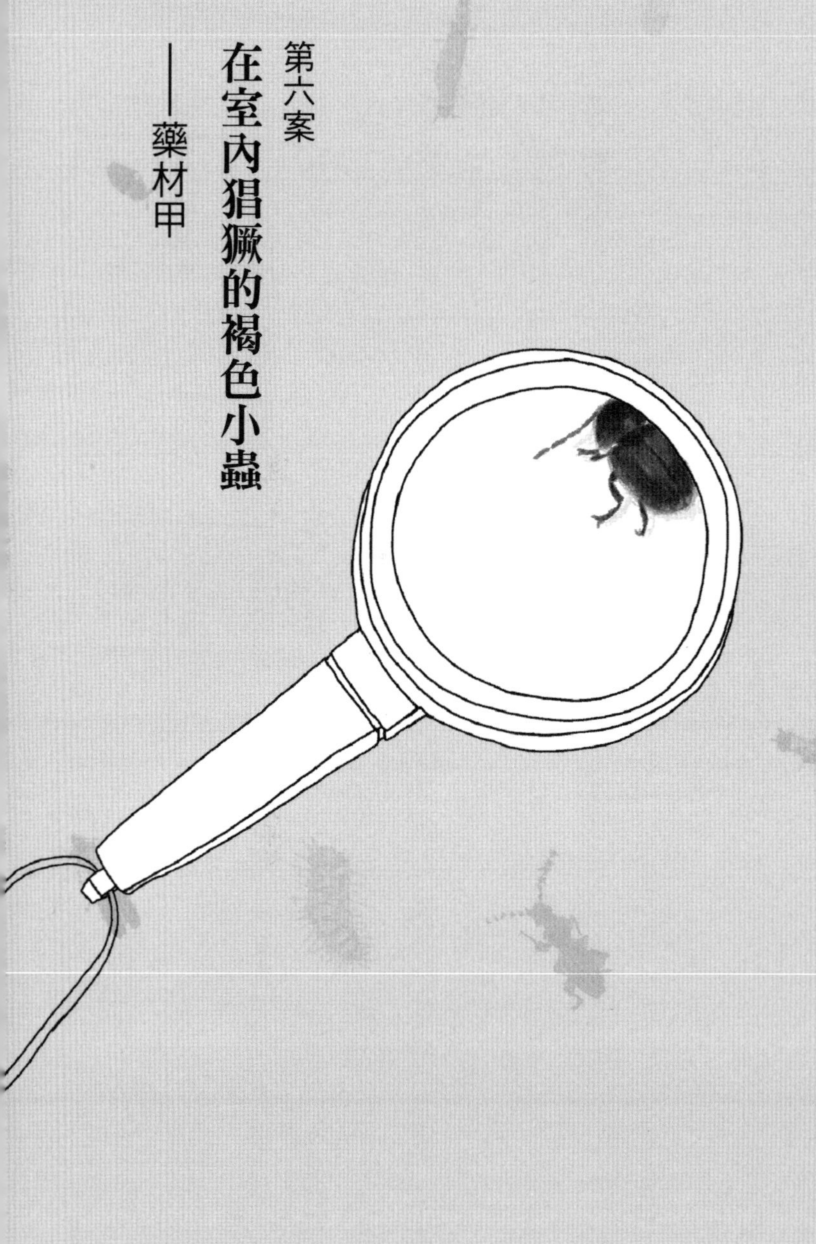

◎案件成立！

有一天，住在千葉的朋友O先生打電話給我。從對話中得知，他從食品公司退休後，便一直過著悠閒自在的生活。簡單寒暄過後，他開始說明來意。原來是這幾天，家裡的房間遭到體長約二到三公釐的褐色小蟲大肆入侵，他仔細檢查了蟲子到底是從哪裡冒出來的，也用縫隙間專用膠帶及填縫材料堵住蟲子可能出沒的所有縫隙。可是蟲子的數量有增無減，讓他不堪其擾，因此打電話向我求救。

我立刻與O先生約後天去他家察看。當時他一臉倦容感慨地說，原以為退休後就不會再為蟲子傷透腦筋了，當年因為工作關係常常看我除蟲，沒想到現在又因為蟲子而碰面。

稍微敘舊之後，我立刻著手調查，結果發現是藥材甲（*Stegobium paniceum* (Linnaeus)）（照片1）。以它的生態習性來說，這次的案件並不是從外部入侵，而是在屋內孳生，因此，孳生源極有可能是平常存放乾燥食品的地方。果然不出所料，O先生從公司拿回來的蕎麥乾麵就是孳生藥材甲的大本營（照片2）。

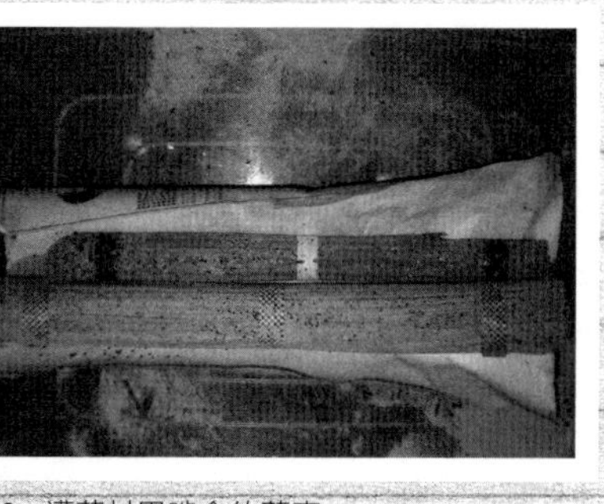

照片2　遭藥材甲啃食的蕎麥。

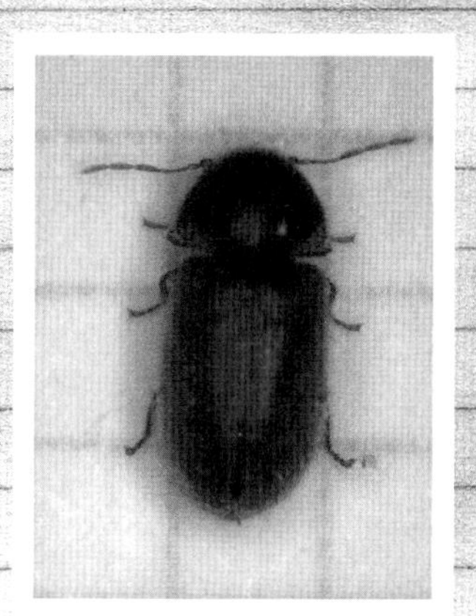

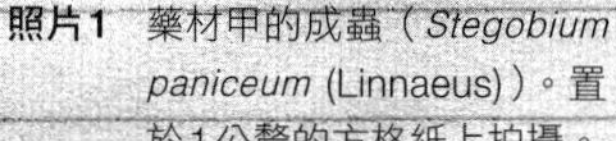

照片1　藥材甲的成蟲（*Stegobium paniceum* (Linnaeus)）。置於1公釐的方格紙上拍攝。

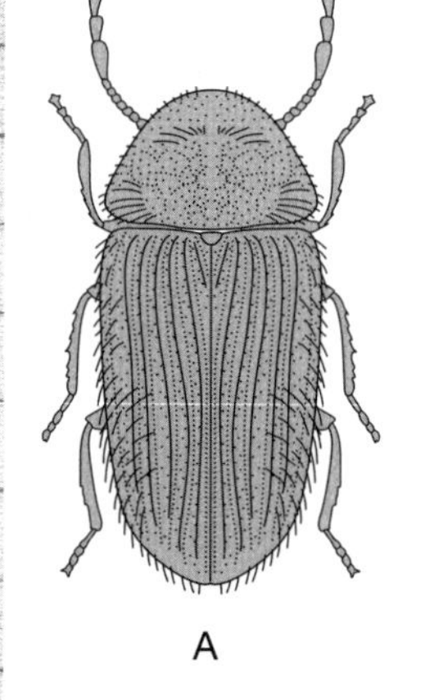

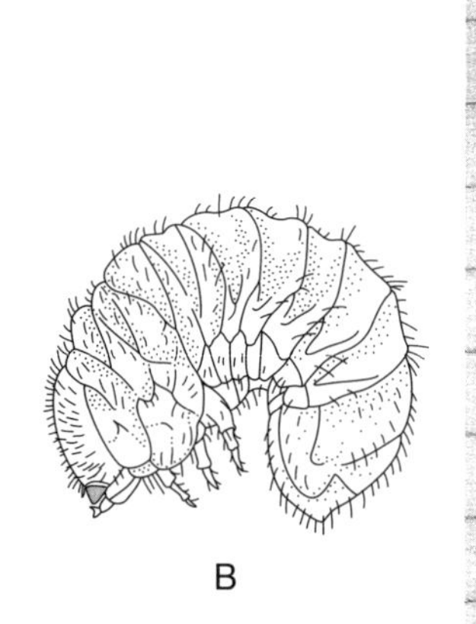

圖1　藥材甲的成蟲（A）與幼蟲（B）（《家屋害虫事典》，1995）。

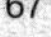

包括藥材甲與菸甲蟲在內的食骸蟲科（又稱番死蟲科，Anobiidae），原本是棲息在森林或樹皮下方，以啃食木材維生，後來隨著木頭建材及家具進駐屋裡，並且在不知不覺間發揮與生俱來的廣泛食性，只要是乾燥的植物性或動物性食物，從乾麵到寵物飼料全都不放過。幼蟲的啃噬能力也與菸甲蟲同等。除此之外，十分耐旱，也常到處飛。

藥材甲的成蟲體長約二點五公釐。背面呈紅褐色，其上覆蓋黃色短毛。觸角呈絲狀，前端三節較大（圖1、照片3），上翅有點狀溝紋。

幼蟲體長約三點五公釐，身體呈白色月牙狀彎曲。體表的短毛比菸甲蟲的幼蟲少（照片4）。此外，頭部也不像菸甲蟲有斑紋（照片5）。

由於常啃食中藥材，日本自古以來即以「讓藥材商哭泣」而為人所熟知。目前則是以菸甲蟲佔優勢，已甚少看見藥材甲了。

為什麼兩種蟲的數量會差這麼多呢？根據兩者的觸角（圖2）動作研判，菸甲蟲的觸角活動相當頻繁，反觀藥材甲的觸角則是動作遲緩。觸角動作的差異，即有可能影響兩者棲息範圍的大小。總而言之，O先生家裡的案例就一般住宅而言是相當罕見。

圖2　比較藥材甲（A）與菸甲蟲（B）的觸角（《家屋害虫事典》，1995）。

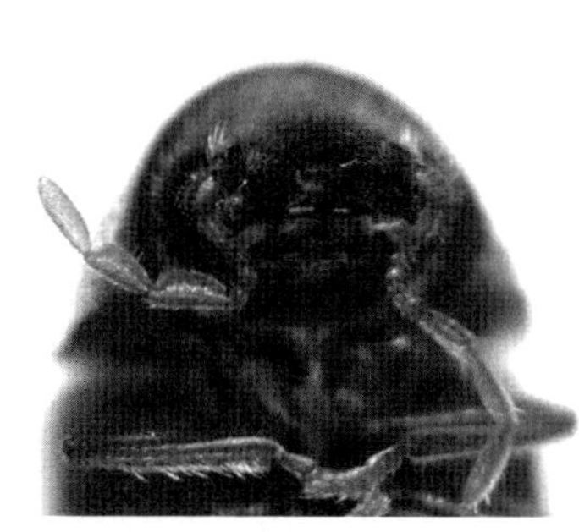
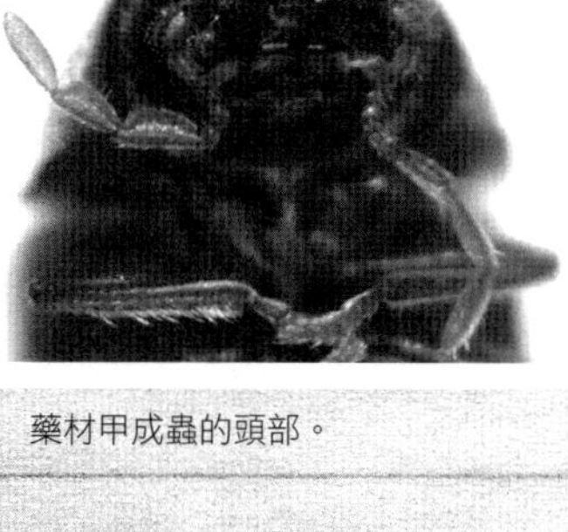

照片3　藥材甲成蟲的頭部。

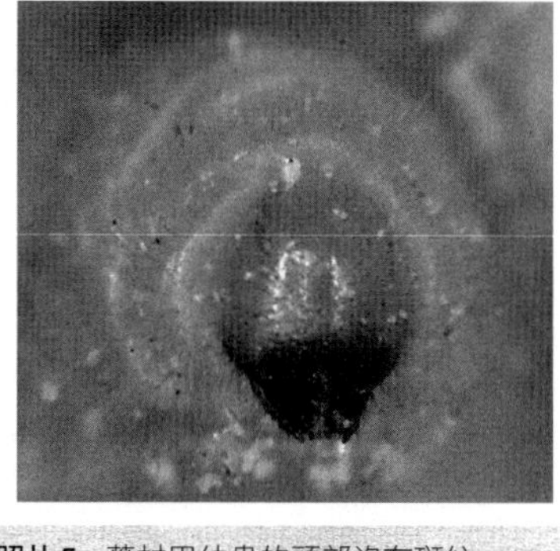

照片5　藥材甲幼蟲的頭部沒有斑紋。

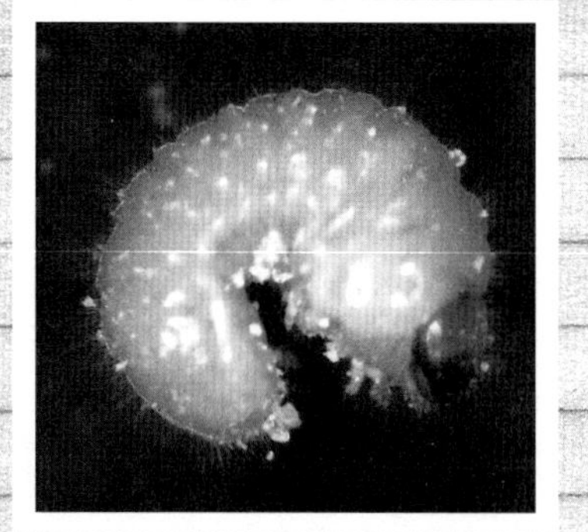

照片4　藥材甲幼蟲體表上的短毛比菸甲蟲少。

儘管藥材甲已不多見，但是最近在秋季，也曾發現它們出沒在寵物飼料（寵物兔的牧草磚）裡。不禁再次讓我深刻體認到，這種蟲確實是典型來去無蹤的潛伏型害蟲。

過去在工作上承蒙多番關照，這次多虧小蟲子，才能在這次案件與O先生再次相會，並且回報多年以來的恩情。藉此回顧過往，我很幸運能從事害蟲鑑定的工作，往後也不會忘記供養昆蟲。

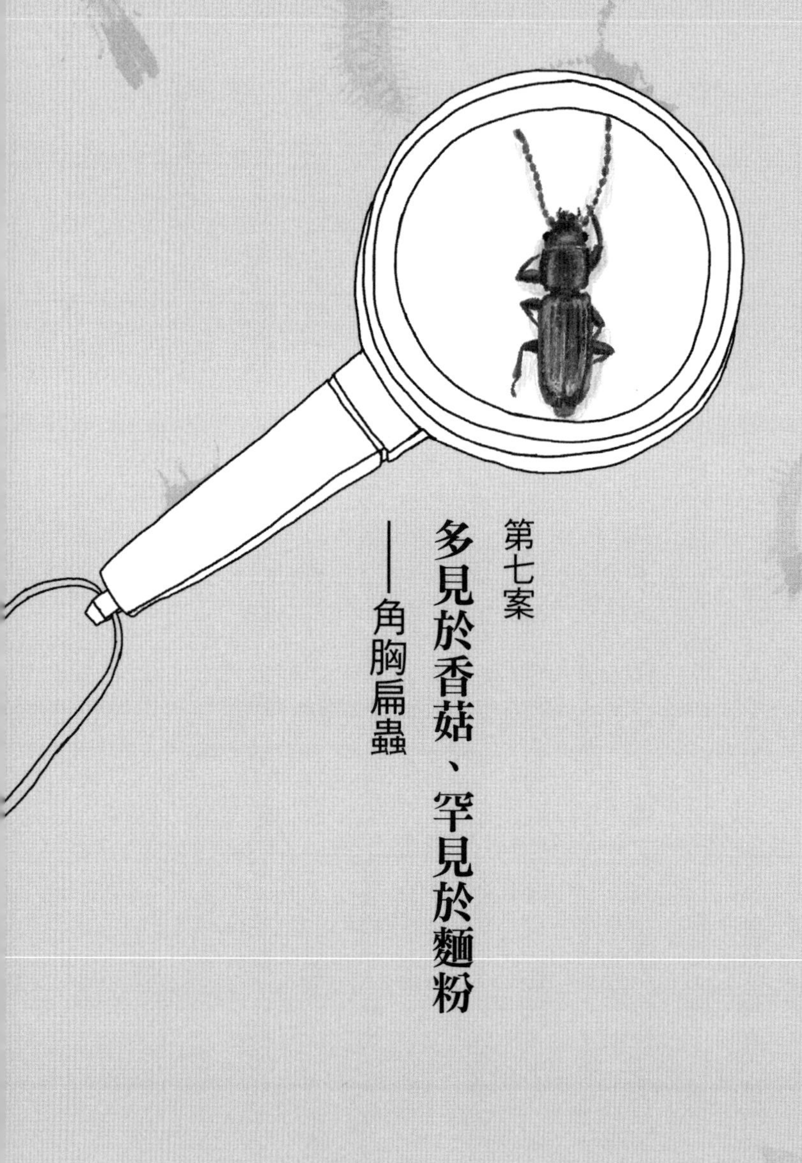

第七案

多見於香菇、罕見於麵粉

——角胸扁蟲

◎案件成立！

有一天，我在橫濱辦公室收到了一件包裹，寄件人是任職於池袋某間商社的朋友S先生。他事先有打電話告知，所以我一收到包裹便立刻拆封，心想一定是「那個東西」吧。果不其然，箱子裡放了剛從中國進口的乾香菇切片，這可不是中元節的應景禮品，而是混了許多紅色小蟲的「查緝品」。

一天前，S先生拆開了從中國進口的乾香菇片包裝，為了保險起見，他先隔著塑膠袋包裝檢查了內容物，感覺似乎和平常不太一樣。當下雖然不清楚產品的味道、觸感、重量、產品的成色等等，就是覺得哪裡不對勁……。於是，他拆開包裝，正準備仔細檢查，立即聞到了一絲霉味，似乎也看到裡面有紅褐色的小蟲子。想要瞧個清楚，蟲子卻躲在產品包裝深處而不見蹤影。S先生怕蟲子跑掉就糟了，便往蟲子藏匿處抓了一大把出來仔細察看，這下證明果然不是自己眼花，裡頭確實有幾隻體長不到二公釐的紅褐色小蟲。S先生希望我能調查小蟲的種類、以及混進包裝裡的方式。

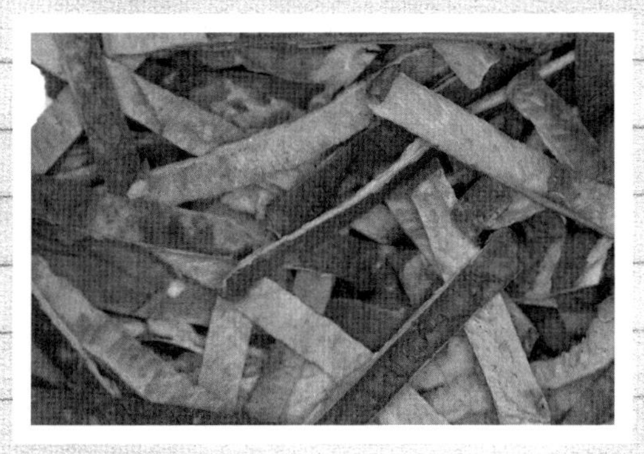

照片1　未經充分乾燥的乾香菇。

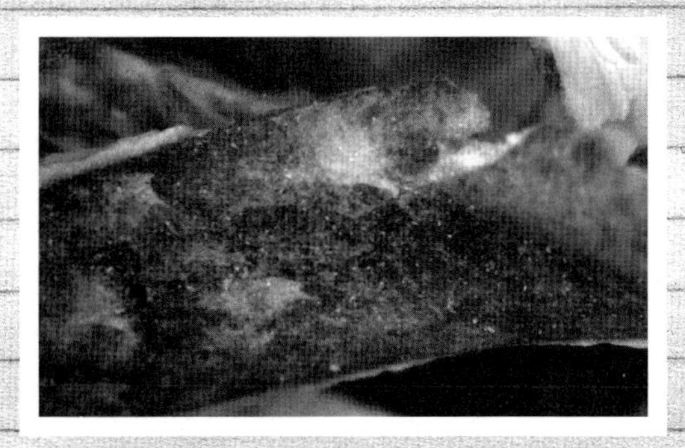

照片2　香菇已發霉。

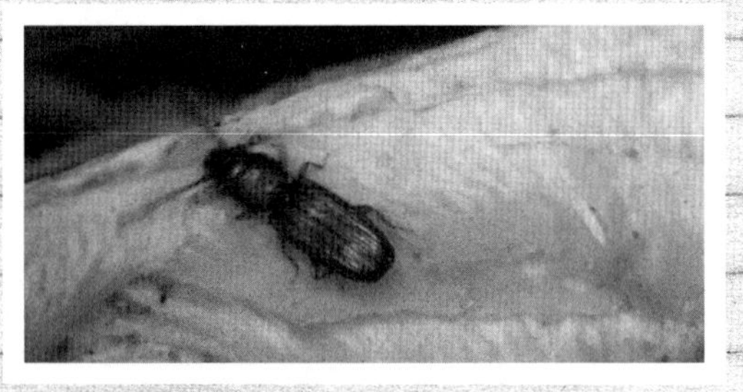

照片3　S先生發現的紅褐色小蟲，是角胸扁蟲（*Cryptolestes pusillus* (Schonherr)）的成蟲。

◎偵探的推理和檢驗報告

我把S先生寄來的乾香菇切片湊到眼前瞧個清楚，確實聞到了一股霉味（照片1、2）。仔細看那些發了霉的香菇，長出了體長約一點五公釐的紅褐色小蟲，即角胸扁蟲（照片3）。

角胸扁蟲嗜吃黴菌，若是將麵粉產品長期儲存於高溫多濕的環境下，就會發霉而孳生大量角胸扁蟲。不過，「乾燥香菇」一如其名，是「乾燥」的產品，因此，案件成因便讓我覺得驚訝。

濕氣到底從何而來？怎麼會產生角胸扁蟲最愛的黴菌？造成濕氣的原因可能有兩個。第一個可能是切片加工後的香菇未經充分乾燥；第二個可能是包裝不完善造成香菇受潮。又因為某種因素使角胸扁蟲從縫隙鑽進去，啃食黴菌後在裡面繁殖吧……。我把自己的推測告訴S先生，研判這次或許是品管出了問題。過了幾天後……。

派駐在中國、負責生產及管理乾香菇切片業務的外派人員傳來了報告。從資料來看，極有可能是香菇未經充分乾燥所致。再加上香菇是裝在以橡皮筋封袋的塑膠袋裡，並塞在紙箱裡存放兩個月才出貨，有可能是橡皮筋變質劣化，導致封口鬆了一絲縫隙。由於我的推測符合現場實地報告，大致確定是微小的角胸扁蟲從裝有乾香菇切片的塑膠袋封口縫隙鑽進去，並啃食香菇上的黴菌大量繁殖。

◎蟲蟲檔案：角胸扁蟲三兄弟

日本有三種角胸扁蟲的近似種昆蟲。分別是角胸扁蟲（*Cryptolestes pusillus* (Schonherr)）、小角胸粉扁蟲（*Cryptolestes turcicus* (Grouvelle)）、角胸粉扁蟲（*Cryptolestes ferrugineus* (Stephens)）。每一種的成蟲體色皆是紅褐色。

角胸扁蟲的體長約一到一點八公釐（照片3）、小角胸粉扁蟲（照片4）與角胸粉扁蟲的稍微大一點，體長約一點五到二點二公釐（圖1）。三種蟲的雄蟲觸角都比雌蟲長（照片4），角胸扁蟲與小角胸粉扁蟲的體長大致相同，角胸粉扁蟲的特徵是整個身體結構中胸部相對較短，約只有前翅的三分之一。總而言之，三種蟲的形態十分相似，在辨識上有難度。

三種蟲的老熟幼蟲體長均是三公釐，呈乳白色，尾部有一對褐色的突起（照片5為小角胸粉扁蟲的幼蟲）。

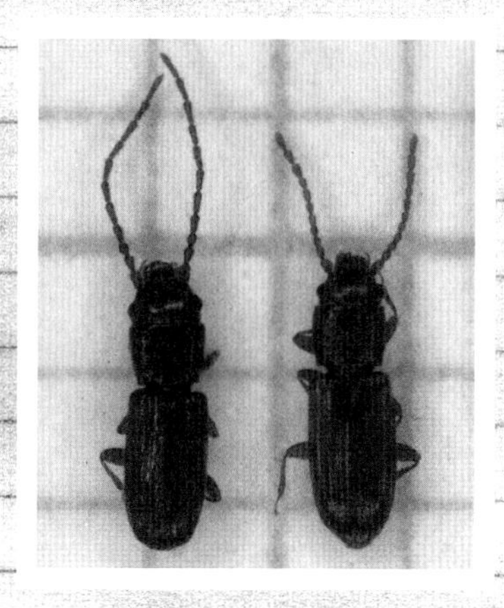

照片4 小角胸粉扁蟲（*Cryptolestes turcicus* (Grouvelle)）的雄蟲（左）與雌蟲（右）。

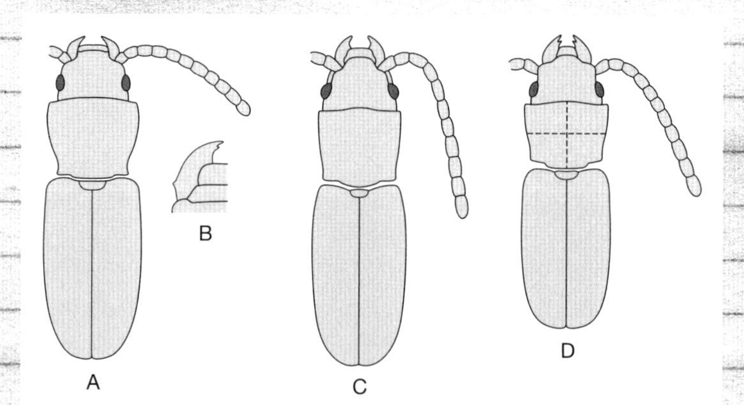

圖1 三兄弟的觸角長度不同。
A：角胸粉扁蟲（*Cryptolestes ferrugineus* (Stephens)）。
B：角胸粉扁蟲大顎。
C：小角胸粉扁蟲。
D：角胸扁蟲（由三井英三先生提供）。

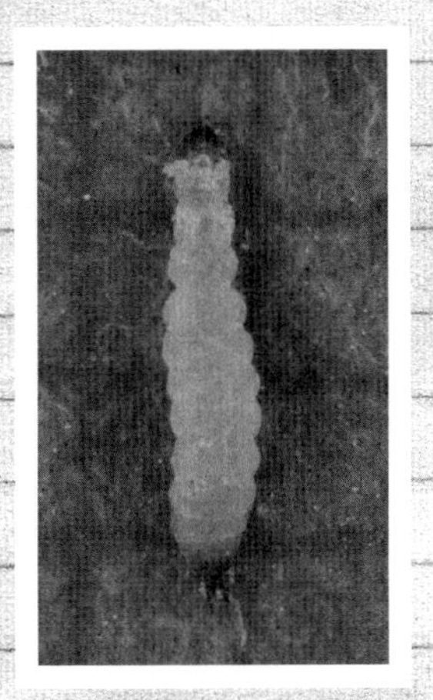

照片5 小角胸粉扁蟲的老熟幼蟲。

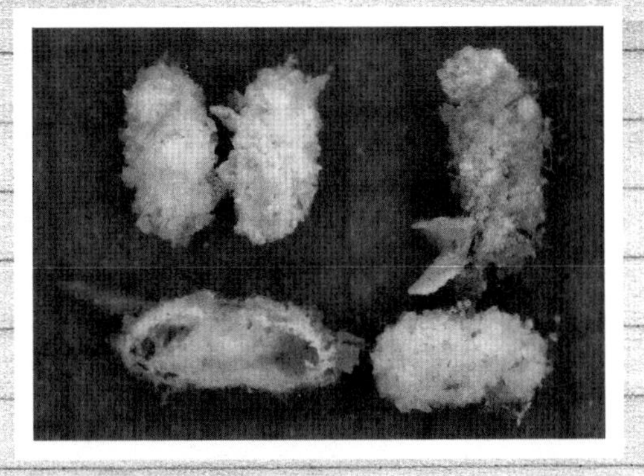

照片6 小角胸粉扁蟲的蛹室。

這三種蟲從卵發育至成蟲的所需期間為三十五到五十天。老熟幼蟲會用黏液將粉末等物質凝結成團，製成膠囊狀的蛹室，並在其中羽化（照片6）。至於成蟲的壽命，角胸粉扁蟲為六到九個月，另有可存活將近一年的說法。

◎食性：愛吃麵包

小角胸粉扁蟲與角胸粉扁蟲十分耐低溫，連北海道的旭川都有牠們的分布蹤跡，角胸扁蟲的分布最北似乎只到福島的酒田一帶。一般來說，其分布範圍涵蓋世界各地。

這三種蟲鮮少混入一般的加工食品，但是常出現在麵粉或混合飼料裡，有時也會混進麵包裡（照片7、8、9）。尤其是製粉工廠，最常見的案例是小角胸粉扁蟲。

以穀類而言，這三種蟲屬於玉米象等蟲類引起的食害之後所出現的二次性害蟲，例如胚芽等水分較多的穀物受害最大。長期儲存在高溫多濕的環境下而發霉時，就會使角胸扁蟲三兄弟大量繁殖。

◎另一案：十噸麵粉中的一隻蟲

在角胸扁蟲所引起的案件中，有一件令我難以忘懷。某次製粉公司的十噸槽車正準備將麵

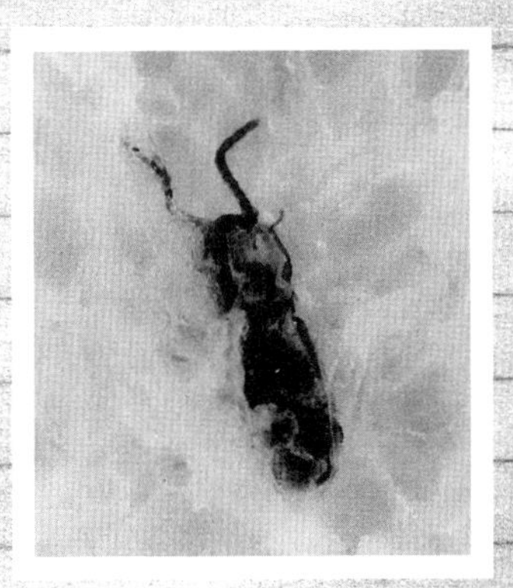

照片7 侵入麵包裡的小角胸粉扁蟲成蟲。

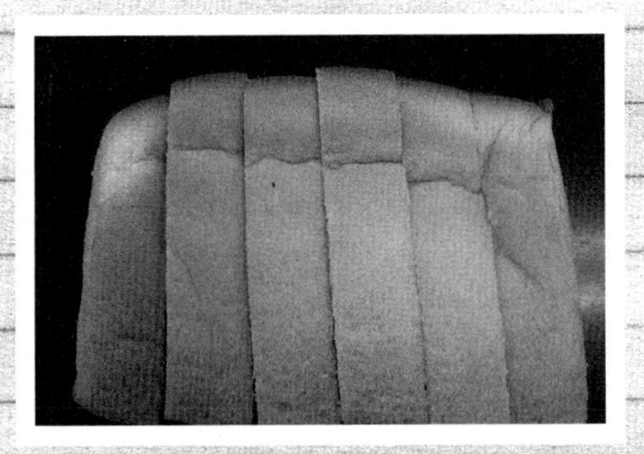

照片8 附在吐司麵包側面並侵入。左邊第三片上的小黑點就是蟲子。

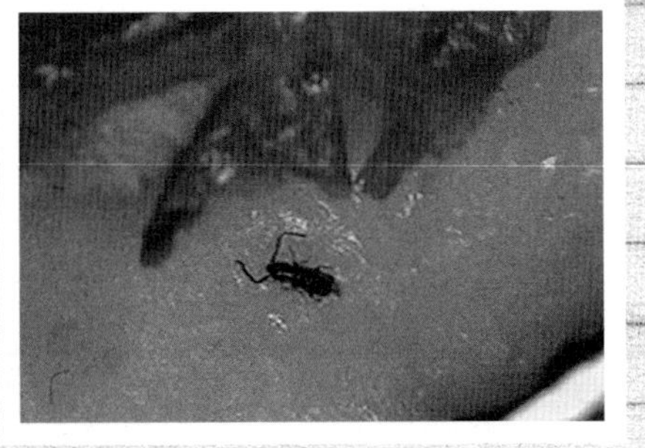

照片9 附在奶油麵包裡的小角胸粉扁蟲。

粉交貨給栃木縣的食品公司，當時卻發生了意想不到的事。

食品公司的承辦人打開槽車上方的人孔蓋正欲檢視槽體內部，赫然發現人孔蓋正下方的麵粉表面有一隻角胸扁蟲，因而取消這次交貨。

隔天，傷腦筋的製粉公司前來求助，於是我動身前往栃木縣。乘上對方派來車站迎接的車子，途中注意到食品公司位在群樹包圍的工業區裡。

當我去見食品公司的承辦人了解事發經過，他立刻給我看蟲子腹部的照片（照片10），當作引發騷動的證據。對方表示，沒有蟲子背面的照片，蟲子本身也不在現場，不能讓我看。由於三種蟲是長相極為相似的三兄弟，也只能相信鑑定結果，認為是角胸扁蟲作祟。至於其他難以苟同的部分，礙於商業機密也不能透露太多。

◎一隻蟲子帶來的訊息

角胸扁蟲常棲息於野外朽木下方，主要是以腐植物本身或啃食腐植物為生的黴菌為食。另一方面，小角胸粉扁蟲與角胸粉扁蟲大多喜歡吃穀類胚芽或穀類上的黴菌，最常發現於製粉工廠的即是小角胸粉扁蟲。

這次遭到食害的食品工廠周圍有許多樹木（照片11），槽車在早上八點以前就在附近等候

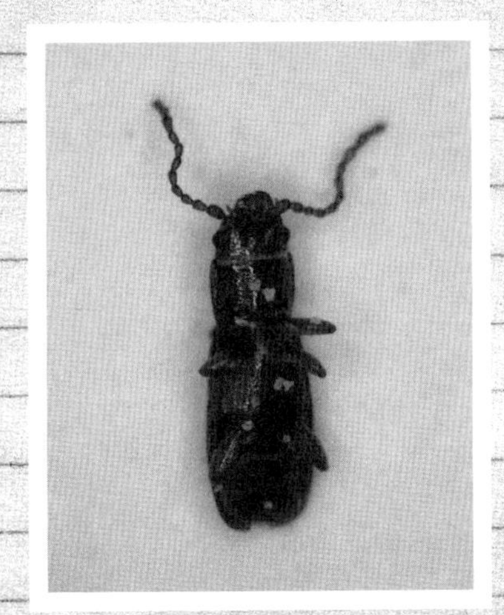

照片10　角胸扁蟲的腹面。

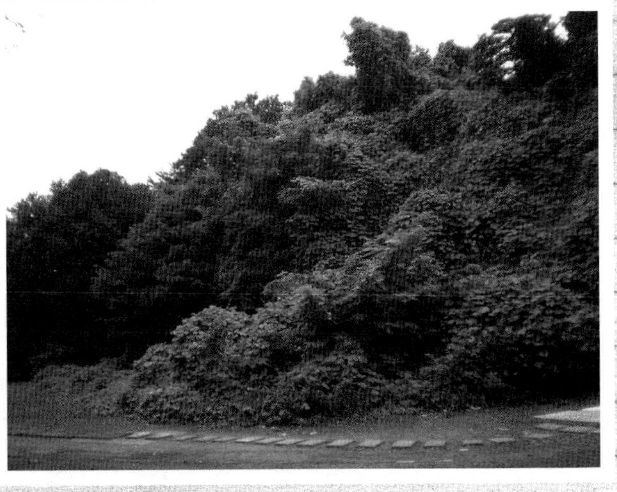

照片11　角胸扁蟲等蟲類棲息的森林。

交貨，有可能是角胸扁蟲剛好飛到槽車上的人孔蓋，並在打開蓋子檢驗時受到驚嚇掉到槽體內部。

由於角胸扁蟲是在人孔蓋正下方發現的，如果是在前一天裝貨時混進去，應該會藏在麵粉堆裡才是。儘管我的推測如上，製粉公司與食品公司均無意繼續追查，我也無法確認事實真相。

只因為發現一隻二公釐大小的蟲子，便取消了十噸的麵粉交易，真的算是實踐「食的安心、食的安全」嗎？這起案件不禁讓透過「蟲眼」觀察的我產生了疑問。

姑且不論容易孳生角胸扁蟲等蟲類的場所，若是能改變一下觀念，乾燥食品之所以長蟲，即證明該項產品並沒有泡過藥物，人類吃了也不會危害健康。既然如此，我不禁深思這起麵粉案件，正確的做法是不是拿掉那隻角胸扁蟲後繼續吃呢？

「害蟲偵探七大法寶」④

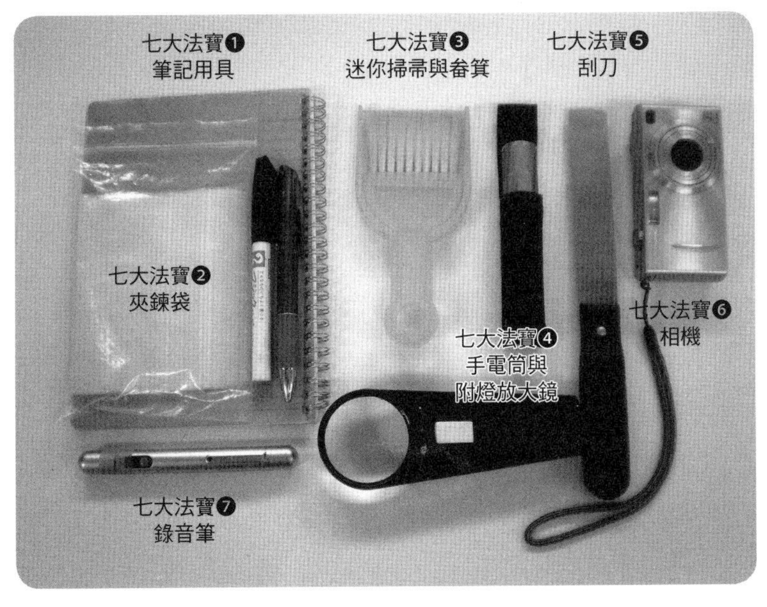

◎手電筒與附燈放大鏡

手電筒是不可或缺的重要工具，可讓我們化為「蟲眼」，用來研判小蟲子潛伏棲息的孳生源所在地。最好選擇攜帶方便且功能佳的小型手電筒。

附燈放大鏡用於檢驗案發現場的粉塵、附著物等採樣。大致觀察蟲類棲息的痕跡（蟲屍、幼蟲的蛻殼、糞便等）後，接著要仔細觀察周遭情況並詳加調查。

第八案

手打烏龍麵店的地板下

——擬穀盜

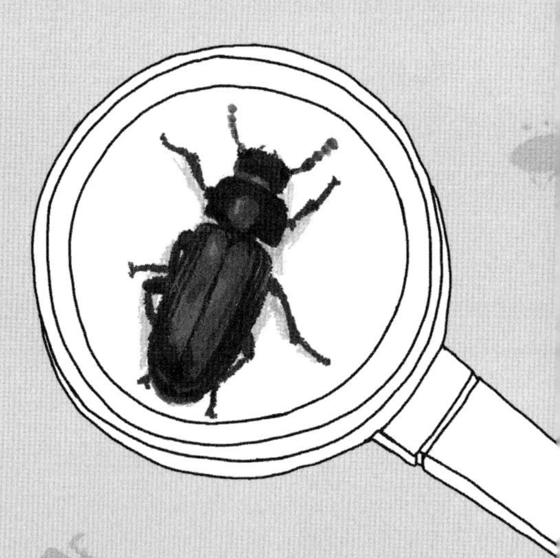

◎案件成立！

位在橫濱的辦公室照常響起了電話。對方報上了製粉公司的名稱與自己姓名，隨即說明來意，希望我著手調查。埼玉有間手打烏龍麵店的麵粉混進了體長約五公釐的紅褐色蟲子。製粉公司表示，最大的問題在於蟲子是在麵粉交貨前就混進去的？還是交貨後在麵店混進去的？我依約和打電話來的製粉公司承辦人一起前往麵店。造訪時間是午餐時間過後的下午三點，那時候已沒有上班族前來用餐。

◎案發現場：竟然在地板下面

進到店裡簡單寒暄後，店主立刻把裝在塑膠袋裡的蟲子拿給我看。檢視之後，裡頭有十幾隻擬穀盜（照片1）。店老闆說：「之前也是有發現一到兩隻蟲，但這次接連冒出很多隻，所以才通知你們。」

我大略說明了擬穀盜的習性後，請店老闆讓我看一下存放麵粉的倉庫，他立即帶我們去。眼前的情景與其說是驚訝，更讓我傻眼。已經不知道該如何反應了。

從廚房一路延伸到起居室的木地板上鋪了三合板，上頭擱了五包未開封的二十五公斤商用麵粉、以及兩包已開封的麵粉袋。至於周遭環境，木地板並沒有特別區隔，通氣口則是面對外頭的照明設備。通氣口加裝了防止老鼠入侵的鐵網，慶幸的是目前並沒有遭到鼠害。

地板上的三合板周圍因為粉末四散而發白，板子底下及裡邊更是藏了幾十隻擬穀盜成蟲。

◎蟲蟲檔案：極耐旱的蟲

擬穀盜（*Tribolium castaneum* (Herbst)）的成蟲為紅褐色（照片1），體長約三到四公釐，觸角呈棒狀，但末端三節膨大呈球桿狀（照片2）。從腹面來看，複眼較大；複眼之間的距離小於一隻複眼（照片2）。成熟幼蟲為淡黃色，體長約六到七公釐，沿各腹節的氣門有兩條刺毛列（圖1）。腹部末端有兩條黃褐色的突起（照片3）。

自然條件下要從卵發育至成蟲，夏季約四十天、春秋季則需約六十天。成蟲的壽命為二百到二百九十天。雌蟲的產卵總數平均為三百二十七顆。

擬穀盜喜愛高溫，氣溫三十二到三十五度為適溫。極耐旱，在濕度十%的環境下也能發育。據說發育的最低溫約是二十度。雌雄之別僅在於蛹期（照片4）腹部末端的形態差異（圖

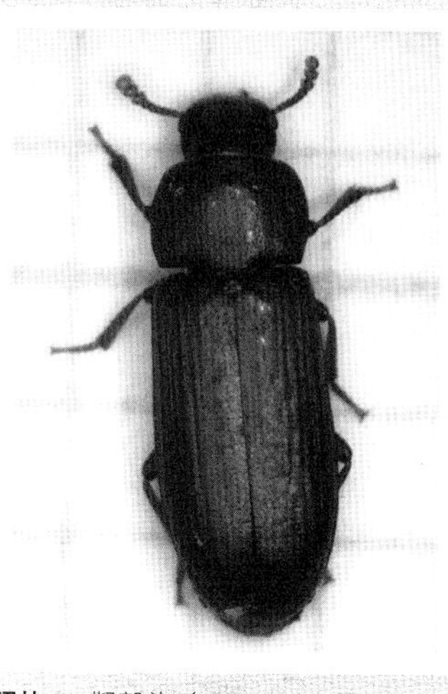

照片1　擬穀盜（*Tribolium castaneum* (Herbst)）的成蟲。
置於1公釐的方格紙上拍攝。

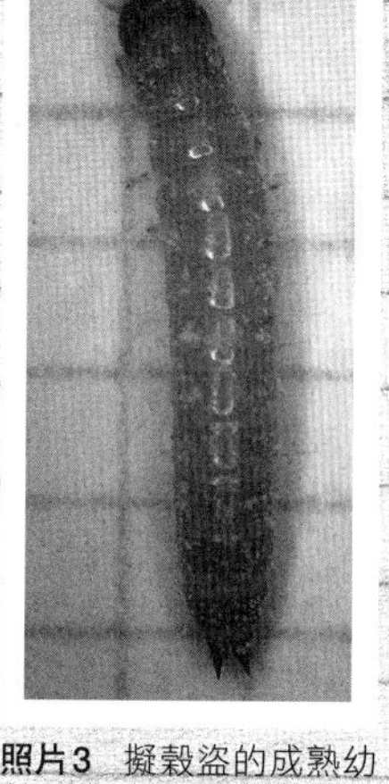

照片3　擬穀盜的成熟幼蟲。

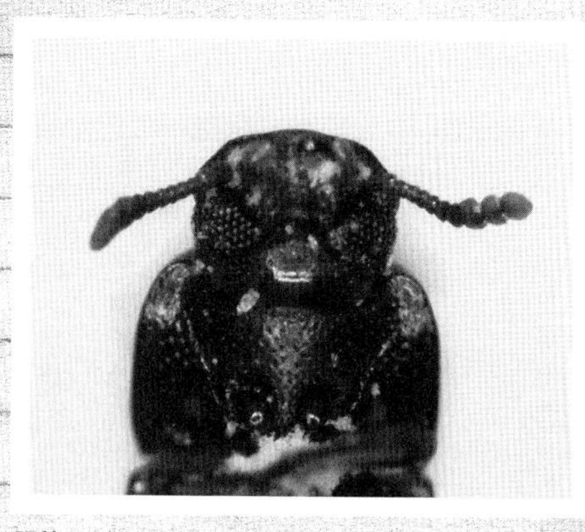

照片2　擬穀盜的觸角與複眼。

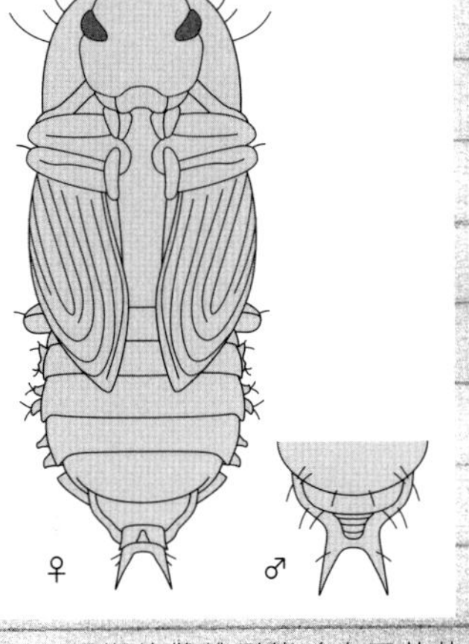

圖2　蛹期的雌雄形態（由三井英三先生提供）。

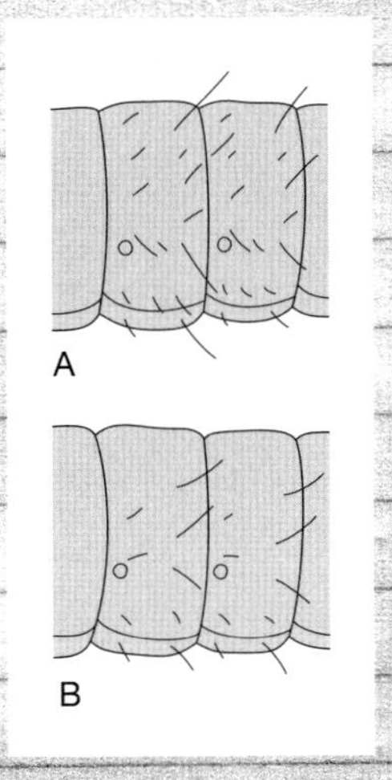

圖1　扁擬穀盜（A）與擬穀盜（B）腹節氣門上的刺毛列（三井英三先生提供）。

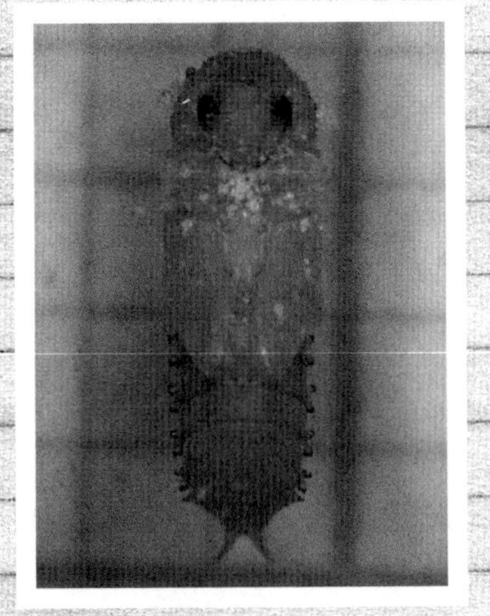

照片4　擬穀盜的蛹。

2左為雌蟲、右為雄蟲）。

此外，雌性成蟲會在穀物表面或穀粉之中產下有黏液的卵，因此卵的表面會附著粉末顆粒。至於卵的大小，長為零點四到零點五九公釐、寬徑為零點三到零點三五公釐。在此也請各位看看難得捕捉到的幼蟲孵化時破卵而出的畫面（照片5）。

◎同類相殘

擬穀盜的蹤跡遍布全球，日本的溫帶氣候尤其適合成長發育。多孳生於加工麥類的製粉及製麥工廠等場所，在沖繩各處都有它的蹤影。野外常見於朽木或樹皮底下、蜂窩等處，研判擬穀盜原本是這類場所的腐食者。

由於擬穀盜具有飛行能力，擅長移動及分散，常有機會混入食品裡。食性廣泛，從植物性到動物性以及各種穀物或食品都吃，但是不會啃食完整穀粒。將種子加工成粉末等產品的工廠受害最大。其啃噬能力很強，可輕易咬穿聚乙烯包裝等材質，常會因此混入食品裡。

大量孳生擬穀盜的麵粉呈黃色並發出惡臭。這是源自成蟲腹端所分泌的醌（Quinone），其會危害人體健康。擬穀盜在寒冷的環境下、受到二氧化碳、氮氣或意外碰觸等因素刺激會分泌出有毒物質，但是根據研究指出，分泌至麵粉的醌，會與穀類的蛋白質迅速產生化學反應而轉變成安定的物質，毒性將大為減低（目前仍持續研究中。三井，一九九〇）。

由於擬穀盜需要大量必須胺基酸之中的色胺酸（Tryptophan），因此，同類之間會為了搶奪有限食物而互相捕食、自相殘殺（照片6）。

◎微妙的烏龍麵滋味

這次發生在手打烏龍麵店的案件，便是原本棲息於野外的朽木及樹皮底下等處的擬穀盜，受到擺在烏龍麵店地板上的麵粉氣味所吸引，於是飛入店裡。再加上店裡是它越冬的好地點，才會如此。

我向店老闆解釋情況後，建議他立刻將麵粉搬到地板以外的地方存放，並消滅地板上的蟲。看店老闆的神情，並不反對這項處置。

搬移麵粉之前，先要找個適當的存放地點。環顧廚房後，發現最裡面堆放了各種雜物。連我這個外行人都看得出來那些東西平常全都很少動用，雖然覺得自己太多管閒事，還是忍不住問了店老闆，他也說，平常確實很少用到。

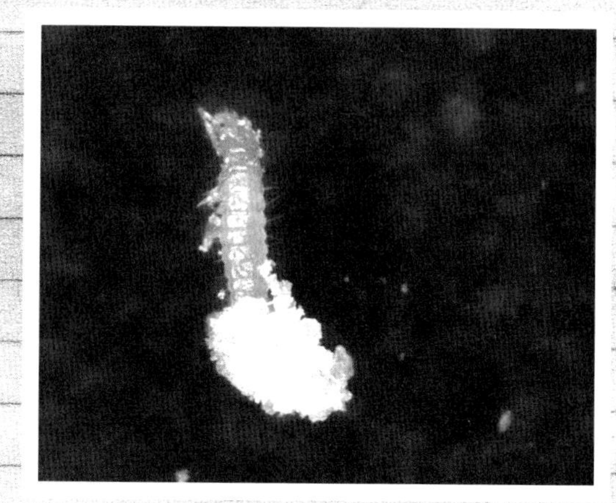

照片5　擬穀盜幼蟲孵化時破卵而出的模樣。

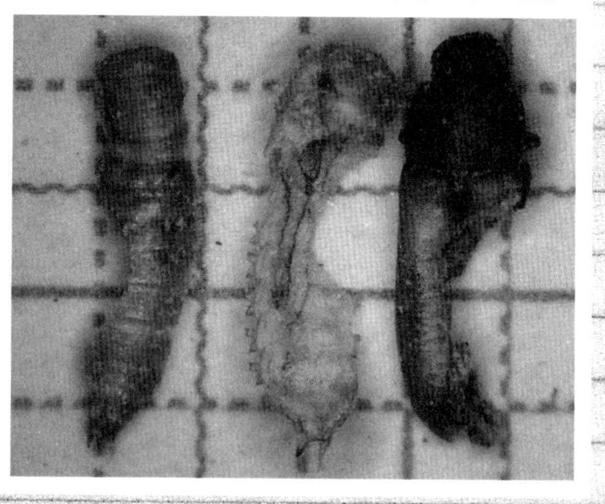

照片6　自相殘殺的擬穀盜。

若是將平時常用的麵粉存放在架上，每天拿取麵粉的時候便不會產生死角，也能立刻將四散的粉末清掃乾淨，不僅可以防蟲，也是食品衛生方面不可或缺的一環。更何況竟然將食品擺在地板上，簡直亂來。當時我的用詞比較不客氣。不過店老闆為人敦厚，便認同我的說法，回應道：「確實如此，您說的對。」

「打鐵要趁熱，好事不宜遲！」我也一起幫忙搬麵粉。明明是早春時節，我卻汗流浹背。店老闆特地招待我們吃特選天婦羅烏龍麵以示答謝，但吃起來總覺得不是滋味。

「害蟲偵探七大法寶」⑤

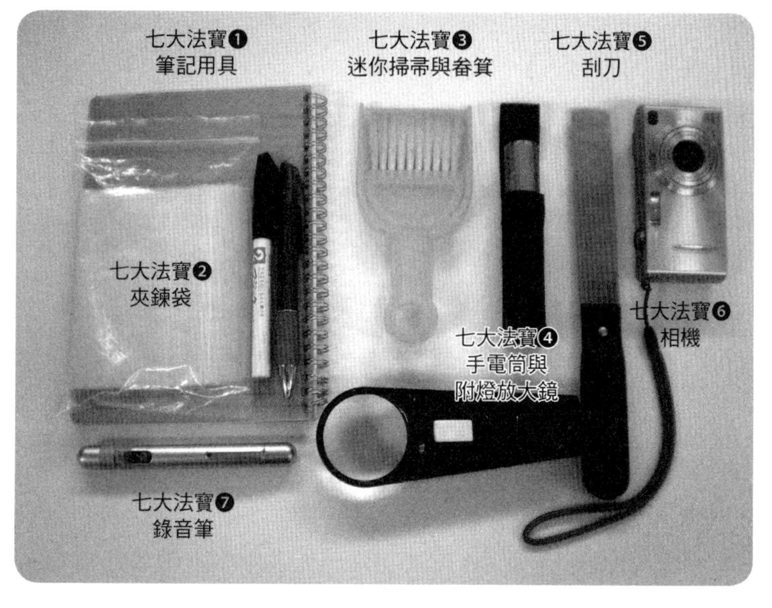

◎刮刀

可選用厚度0.5公釐以下、材質堅硬的金屬製刮刀。較軟的材質不容易伸進細縫裡，也很難將附著物刮掉。若是因此無法完整採集灰塵、粉塵及附著物，就會忽略重要的孳生源。

刮刀能伸進去的縫隙，通常是乾燥食品害蟲類從產卵、孵化成長至初齡幼蟲的生育環境。在該處生長的初齡幼蟲在尋找足以使牠們安然度過「成熟→老熟→蛹→羽化及成蟲」等成長階段的生育環境時，往往會在遷移過程中找地方穿孔並潛入，造成蟲害入侵案件。

因此，必須以「蟲眼」的觀點檢視周遭環境，憑著恆心及毅力，用刮刀伸進所有可能有蟲棲息的縫隙間。

第九案

葡萄酒軟木塞裡的紅蟲

——穀盜科

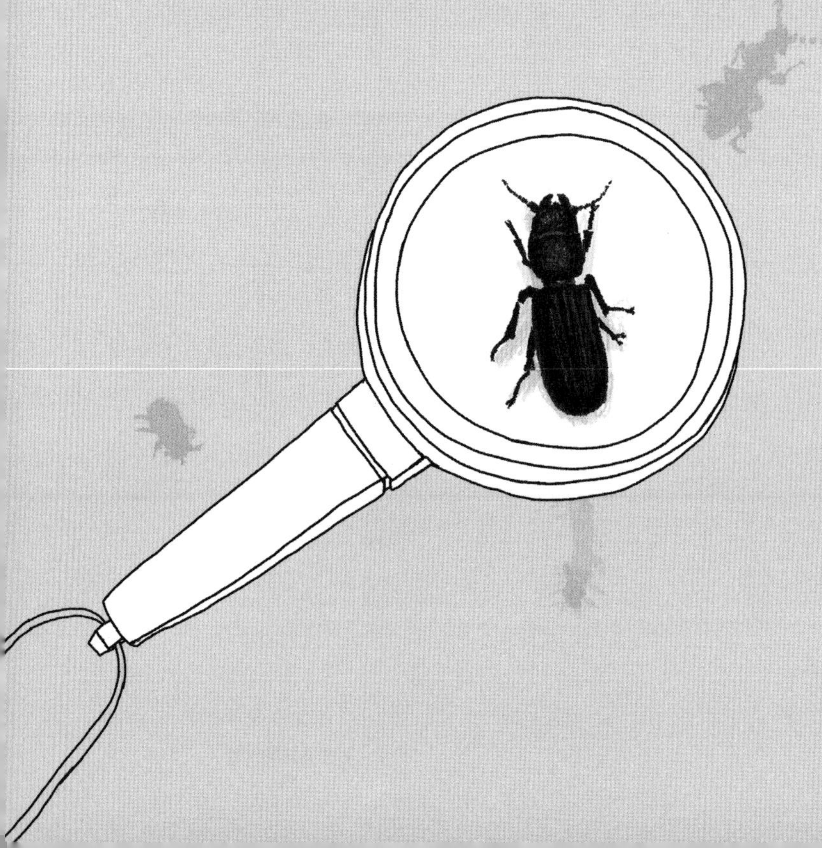

◎案件成立！

橫濱辦公室的電話響了起來，話筒另一頭傳來陌生的聲音。對方自稱是釀酒商，在此姑且稱為W先生。他滿懷苦惱地表示，自家公司進口的葡萄酒出了問題。發現以軟木塞裝瓶的葡萄酒瓶裡，軟木塞的下方一帶有著細粒狀的漂浮物。W先生說他會將實物送過來，希望我能調查一下那是什麼。

過幾天收到了出問題的葡萄酒，原來是紅酒，而不是白酒。封口的軟木塞表面並無異樣，只有瓶裡漂浮著細粒狀的物質。當我用開瓶器拔出軟木塞，發現軟木塞的下方有小孔洞，上頭的粒狀物則是啃噬的殘渣及蟲糞之類的東西。

接著用刀子一點一點切開軟木塞，切到中段部位即出現了鮮紅色的物體（照片1）。那是一隻頭部、前胸、尾部突起物呈黑褐色，其他部分呈鮮紅色的蟲。腹部中段在我拔出軟木塞途中被切斷，其餘部分也受損，原本可以留下完整的活體，實在太可惜了（照片2）。從蟲體的頭部及前胸等處的形狀來看，確實屬於穀盜科。

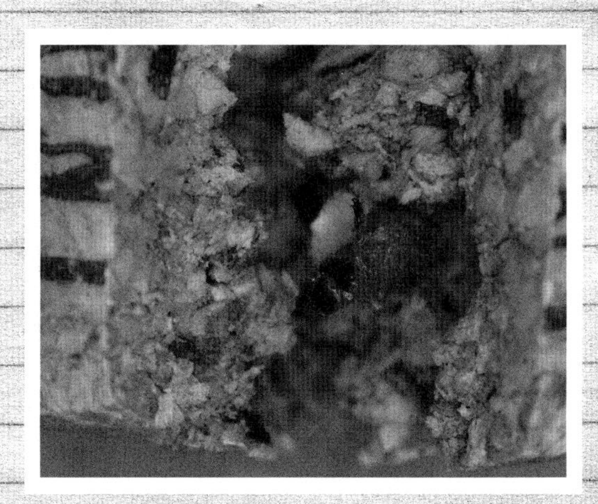

照片1　藏在軟木塞裡的穀盜科幼蟲。特徵是鮮紅色體色。

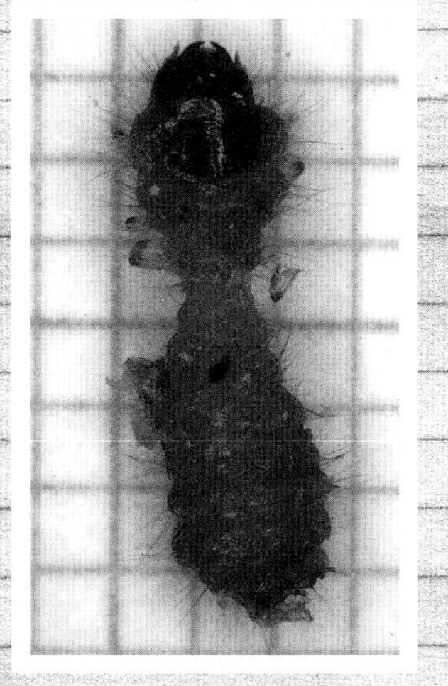

照片2　腹部中段以下在拔出軟木塞途中受損的穀盜科幼蟲。置於1公釐的方格紙上拍攝。

◎全世界有六百五十種同類

穀盜蟲的日語漢字寫成「穀盜人」，同類分布甚廣，從溫帶至熱帶都有其蹤跡，全世界據知有六百五十種。幾乎都是野生種，棲息在樹皮底下，以會啃食木材的蟲類為食，但食性相當廣，有肉食性（捕食其他昆蟲的益蟲）、食菌性（啃食松類樹皮下的多孔菌或寄生於其上的菇菌）與啃食木材的食材性，也常啃食儲存的穀物（貯穀）。其中令人不堪其擾的「貯穀害蟲」，其分類下僅有大穀盜（*Tenebiroides mauritanicus* (Linnaeus)）這一種。

穀盜科的成蟲體長為六到十公釐。體色呈深褐色到紅褐色之間的斷層，而觸角、腳、腹部均為紅褐色。頭部較大，胸部與上翅之間像葫蘆腰身般纖細，上翅有直條形淺溝（照片3）。

幼蟲的體長可達到十五公釐左右，呈細長型，兩側有幾乎平行的長毛，尾端有左右分叉的突起（照片4）。體色整體呈灰白色，頭部、前胸、尾部的突起以及腹部第八節的背板呈紅褐色。腹部的中胸及後胸腹板背面與腳呈黃褐色。蛻皮後體色會變淡（照片5，右為蛻殼）。

◎蟲蟲檔案：長壽的蟲

穀盜科的成蟲相當長壽，可存活一年以上。活著時會在地板縫隙等處產下三十到五十顆塊

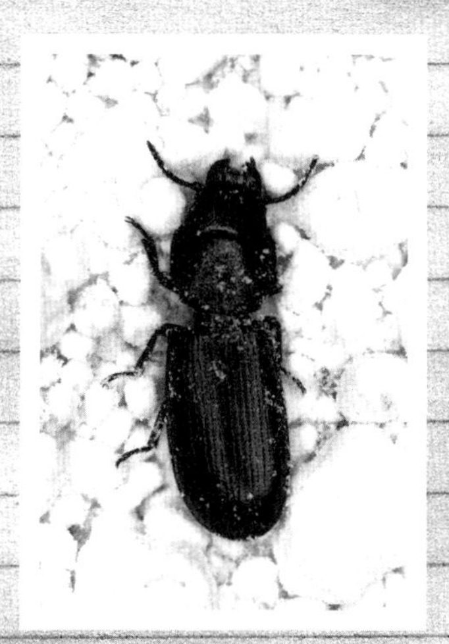

照片3　穀盜科的成蟲。

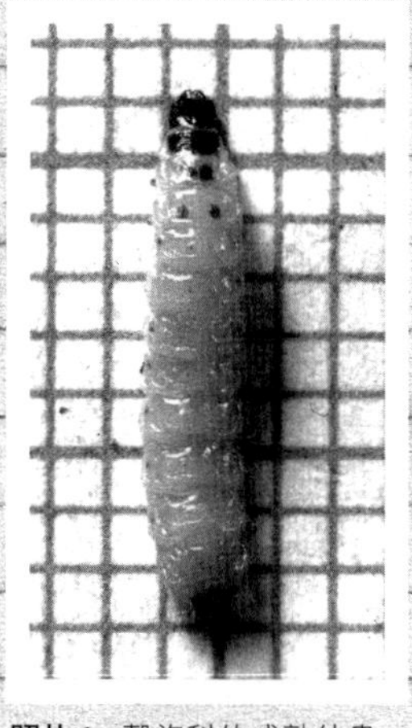

照片4　穀盜科的成熟幼蟲。浸泡於乙醇的標本，體色略帶紅色。置於1公釐的方格紙上拍攝。

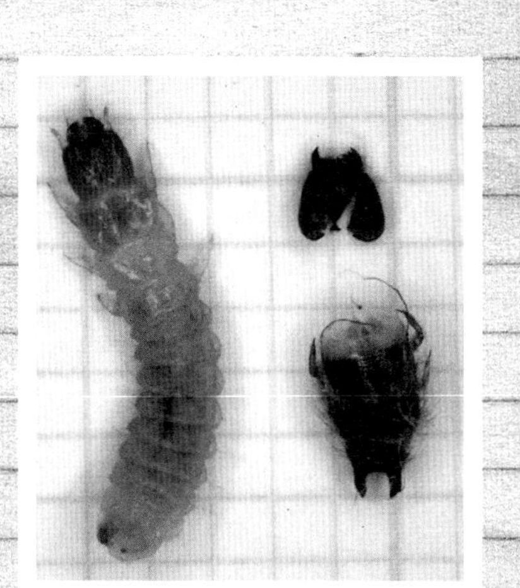

照片5　剛蛻皮的穀盜科幼蟲（左）與其蛻殼（右）。

狀蟲卵，如果沒有合適地點，就會在穀粒間分散產卵。一隻雌蟲的產卵數量因種類而異，有的最多可產下一千五百顆卵，有的則是四十到五十顆卵。根據研究指出，若是將蟲卵置於整顆小麥磨製的全粒粉裡添加乾燥酵母所製成的食料中，在溫度低於二十五度的情況下，其發育至成蟲的期間約需九十天。

穀盜科的食性如前面所提到的十分多樣。成蟲及幼蟲會啃食穀類與穀類害蟲，但是只靠麵粉維生時也能繁殖。有趣的是，我所看到的穀盜科都不是單獨行動，一定會與其他種類的蟲混棲在一起，例如玉米象、或是在手打烏龍麵店引起騷動的擬穀盜等等。這些其他種類的蟲子稱為「乾燥食品害蟲」或「貯穀害蟲」，可在水分低於一五％的乾燥物、尤其是單一食品裡生長發育。孳生條件如下所述。

- 光線照不進來的黑暗空間。
- 通風不良、溫濕度變化少的「淤積處」。
- 常有不會動的物體充當餌食。

構成上述條件的食品儲藏庫、以及處理穀類與穀粉等滯銷商品的場所便成了孳生源。一旦孳生玉米象或擬穀盜等蟲類，穀盜科的蟲子就會出來捕食。歸根究底，穀盜科的蟲是驗證其他乾燥食品害蟲（貯穀害蟲）孳生源的指標昆蟲，如果發現穀盜科的蹤跡，造成其他蟲類大量孳生的源頭一定就在附近。

多虧了穀盜科，讓我好幾次一舉找到真兇，不禁覺得這種蟲與它的日語名稱「穀盜人」似乎不太搭。

◎紅色體色之謎

這次調查的紅酒是進口後經過兩到三個月，才由顧客提出客訴。目前並不清楚確切購買的日期，是顧客要喝時才發現裡頭有異物。

食材性的穀盜科在歐洲是軟木塞的害蟲，而這起案件應該也是源自軟木塞。軟木塞是由軟木橡樹（Cork oak）的樹皮製造而成，主要產地在葡萄牙及西班牙，產量佔全球八十％以上。

如前面所提到的，穀盜科的蟲子在全世界有六百五十種，食性相當多樣，其中也包括啃食木材的食材性種類。因此，遺憾的是無法斷定這起案件裡的蟲是不是以貯穀害蟲聞名的大穀盜。

除了穀盜科以外，其他各種蟲子與節足動物也會混入進口酒裡。例如有「猩猩蠅」之稱的果蠅、椿象、步行蟲（Harpalidae）、蚰蜒（Scutigeromorpha）、蜈蚣、蜘蛛等，每一種都是在開瓶後立即被發現。至於蟲體顏色，每一種檢體都是在酒裡浸泡已久的狀態，研判是在產地便已混進酒裡。但不清楚是早已鑽進酒瓶裡、或是在葡萄酒裝瓶後尚未密栓前趁隙混入。

後來，我請教了某位食品害蟲專家，為什麼軟木塞裡挖出來的穀盜科的蟲體呈鮮紅色？他玩笑似地回答道：「大概是紅酒的色素跟酒精讓它醉成紅色了吧？」發現蟲體的軟木塞中央，確實被紅酒染成紅色，讓我無從反駁他的說法。因此，體色變紅的謎團至今依然無解。

第十案

專找佳釀葡萄酒下手的蟲

——穀蛾

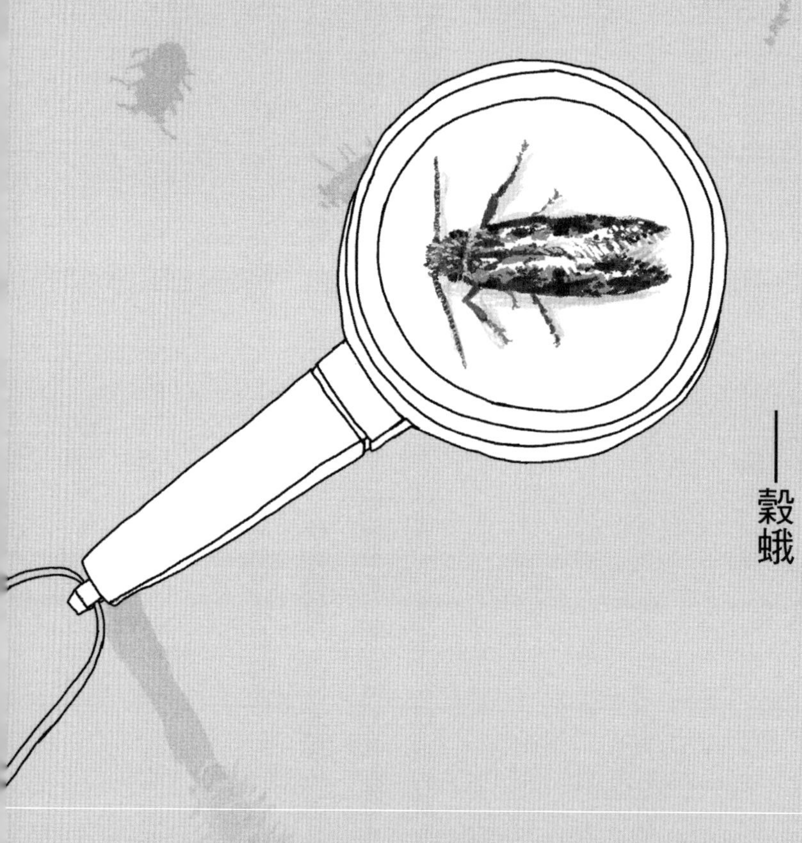

◎案件成立！

那一天，我前往山梨某間葡萄酒工廠。地下室的儲藏庫擺滿了正待出貨、酒齡尚年輕的葡萄酒。我的工作就是檢查是否有蟲子攪局，並且鑑定種類，將周遭環境改善成無蟲空間。將檢查工作完成後，儲藏庫並沒有看出太大問題，最重要的是定期清掃鋪在地板上的席子下方。我再三提醒承辦人注意這件看來稀鬆平常的事，想著當天就能回到橫濱的辦公室……。

◎案發現場：一扇長年未開的門

正當我準備離開，承辦人突然說了出乎意料的事。「最裡面有一個地方，幾乎沒有人會進去……。」他說，那裡是讓葡萄酒長期熟成的儲藏庫，長久以來都沒檢查過，問我是不是能趁這機會一起檢查。

我不禁興致勃勃，自然答應：「請務必讓我參觀。」很想知道長達十年、二十年沒踏進去過的儲藏庫會是什麼樣的情景。

得到負責人准許後，承辦人隨即開了鎖，打開隔間的門。我走進儲藏庫裡，環顧四周，目光所及全是厚厚的灰塵，一股混合霉臭及葡萄酒香的複雜香氣撲鼻而來。櫃子上整整齊齊擺放了看似高級品的葡萄酒，正於塵封狀態下靜置熟成。再往裡面走，發現地板上滿是白色粉末，周遭的葡萄酒儲藏櫃與瓶身也染了一層白（照片1）。

一如我所料，帶有甜味的白色粉末是葡萄糖的結晶。這是長年從葡萄酒軟木塞滴出來的葡萄酒蒸發後留下來的糖結晶堆積而成。

我檢查了軟木塞，附在上頭的吐絲還黏著淡黃褐色的細粒狀物體。這些小顆粒就是不到一公釐的圓柱狀蟲糞（照片2）。在歐洲專吃軟木塞的乾燥食品害蟲有穀蛾與穀盜科（第91頁）等種類，這次出場的則是穀蛾。

◎蟲蟲檔案：歐洲名蟲

穀蛾（又稱歐洲蕈蛾，*Nemapogon granella* (Linnaeus)）〔註1〕分布於全世界，在歐洲以嗜吃軟木塞聞名。成蟲體長為七公釐、前翅長約五到七公釐，頭部的叢毛是灰白色。同樣呈灰白色的前翅散布著不規則的黑褐色斑點，後翅為深灰色（圖1）。老熟幼蟲的體長約七公釐、頭部呈深褐色、身體呈黃白色（圖2）。

成蟲的壽命短，至於發育所需期間，幼蟲為二十六到三十天，蛹為十五到二十天左右，會受到氣溫影響而有些差異。

穀蛾在日本的初夏及秋季出沒，並以幼蟲狀態越冬。

幼蟲會鑽進儲藏室的穀堆裡，且會細心地用自己的糞便堵住鑽進來的孔洞。幾乎所有乾燥食品害蟲都不喜歡通風良好、光線充足的地方。它們只喜歡空氣不流通的環境，並用自己的糞便堵住孔洞。為什麼喜歡滯悶環境呢？也許是因為它們僅攝取極少的水分以維持體內的水分，在這環境下可避免水分從體表蒸發。除此之外，最大的效果是能隱藏自己，躲避外敵侵擾。

穀蛾也習慣吐絲將周遭穀粒連起來啃食。包括穀蛾在內，愛吃穀粒的蟲（幼蟲）通常會棲息在食源裡，其活動範圍極其狹小，再加上同一個地方會棲息好幾隻，研判可能是藉此確保勢力範圍與自身安全。或許因為這項習性所致，遭到其食害的穀粒會散發一種臭味，反而容易洩漏藏身處。

穀蛾在野外僅寄生於旋花科（Convolvulaceae）的牽牛屬（*Ipomoea*）並啃食多孔菌科（Polyporaceae）的菇菌。據研究指出，穀蛾會啃食放在室內的乾燥香菇等產品，造成莫大損害。如前面所提到的，它在歐洲是著名的害蟲，專門啃食葡萄酒儲藏庫裡的軟木塞。

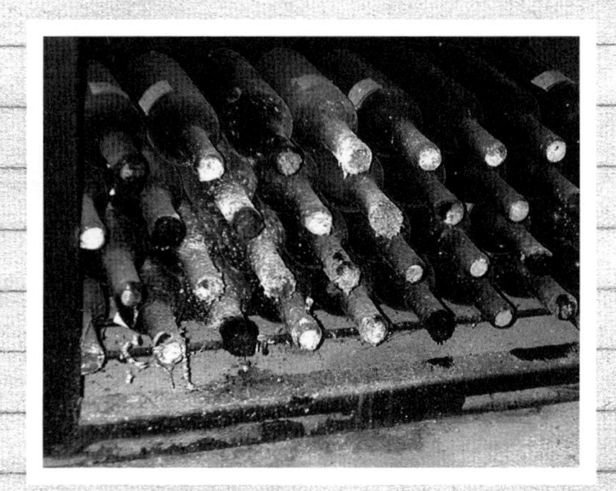

照片1　沾有白色粉末的長期儲藏紅酒。

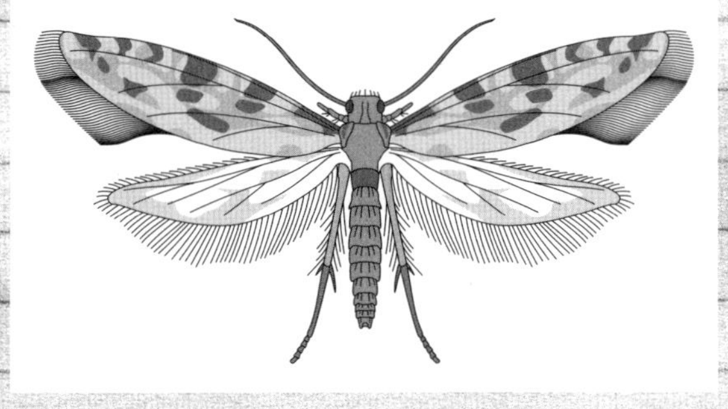

圖1　穀蛾（*Nemapogon granella* (Linnaeus)）的成蟲。體長7公釐（《食糧害虫の生態と防除》，1971）。

圖2　穀蛾的幼蟲。體長約7公釐左右（《食糧害虫の生態と防除》，1971）。

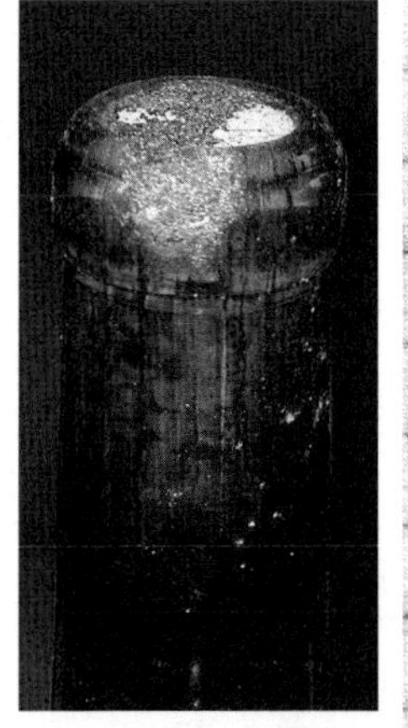

照片2　軟木塞上附著的淡黃褐色的細粒狀物體就是穀蛾的糞。

註1：「穀蛾」一稱也泛指為屬於穀蛾科的蛾種，現稱為蕈蛾科（Tineidae）昆蟲，因此昆蟲被取名為「歐洲谷蛾」或「歐谷蛾」。若考慮臺灣最常用的中文科名是「蕈蛾科」，其蟲也有「歐洲蕈蛾」一稱，反映其分類位階。（施禮正／特生中心）

◎後續發展……

當我看到長期熟成的葡萄酒儲藏庫地板上滿是白色粉末，以及正啃食軟木塞的穀蛾時，確實無比驚訝。也許軟木塞是從歐洲進口，在當地就鑽進軟木塞裡的穀蛾幼蟲便飄洋過海跟著來到這裡。不管怎麼說，往後恐怕再也沒機會目睹如此罕見的案發現場了。對我而言，確實是非常寶貴的調查案例。

話說回來，同樣目睹現場的承辦人是不是嚇壞了?不知道會不會被追究一大堆責任?後續究竟如何，我也不得而知了。

第十一案

不只出現在昆蟲標本的蟲

——標本蟲科

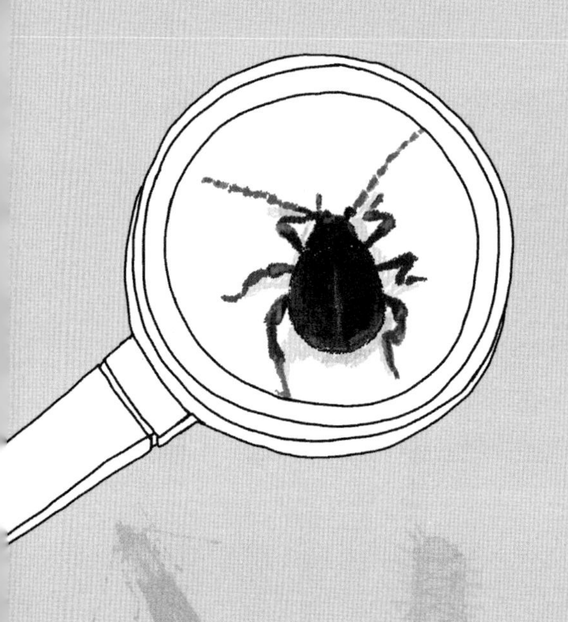

◎案發現場：新宿某家餐廳

事發當時我還是新手滅蟲專家，甫接到新宿某間混居大樓委託驅鼠，便興沖沖地用了自己研發的滅鼠劑（照片1）。它的驅鼠效果可說是相當好。然而，我沒想到當初使用的滅鼠劑，竟然就留在中式餐廳的天花板裡兩年……是我失算了。

滅鼠劑裡摻了老鼠最愛吃的麵包粉、麵粉、高粱以及其他數種成分，也因此引來蟲子，並在中式餐廳的天花板裡大量孳生。後來無巧不巧，竟然從天花板的縫隙掉進正在大快朵頤的一家人的餐點裡。所幸這家男主人十分溫厚，並沒有驚動四周的顧客，僅將店老闆找來，向他表示妻子的魚翅湯裡有蜘蛛般的褐色小蟲，而且還是會蠕動的活蟲。店老闆當場換上新的湯品，總算平息了這件事。事後店老闆急忙找我調查原因。

我立即前往餐廳調查，發現那隻掉下來的蟲子，是擬裸蛛甲（*Gibbium aequinoctiale* (Boieldieu)）（照片2）。

擬裸蛛甲的成蟲體長為一點九到三點零公釐，呈漸層的紅褐色及深褐色。上翅與前胸背板

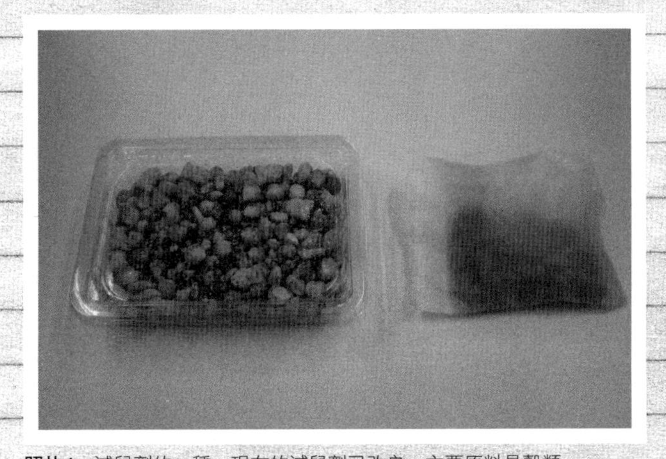

照片1 滅鼠劑的一種。現在的滅鼠劑已改良，主要原料是穀類。

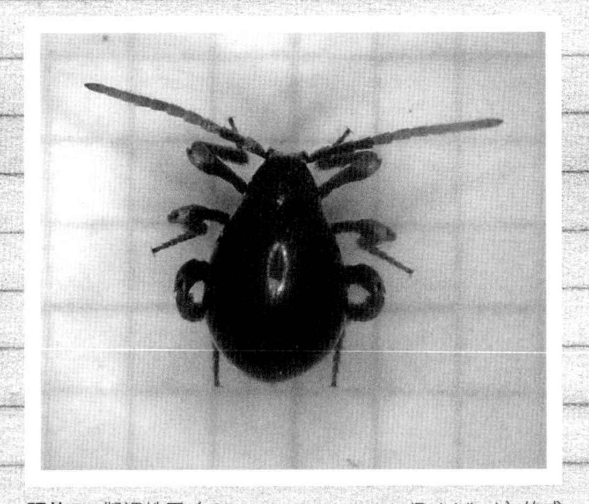

照片2 擬裸蛛甲（*Gibbium aequinoctiale* (Boieldieu)）的成蟲。
置於1公釐的方格紙上拍攝。

沒有體毛也沒有刻點，但是光澤強烈。蟲體下方、觸角與腳部密生灰白色微毛。

頭部有皺紋狀刻點，左右密合後在正中央形成發達的縱凹紋，佔體背及體下絕大部分。相形之下，腹板並不發達，尤其是腹部腹板縮小，僅有四節，腳長且結實。成蟲壽命長，目前已知若是以其他蟲屍為餌食飼育，可存活達八個月。

幼蟲體長約五公釐（伸展狀態），呈白色，整個身體密生纖細短毛。黃白色的頭蓋略呈圓形，前額有梯形褐色斑紋。

◎典型的標本蟲

就算沒有親眼看過標本蟲，相信也有不少人聽過它的名字吧？全世界有五百八十種，其中七種棲息於日本，在國內分布於本州、四國及九州。世界各地都有其蹤跡，但是主要棲息在熱帶地區。據報告指出，孳生源多在長期擺放在房間及走廊的角落、倉庫、儲藏室等處的儲存食品或寵物飼料。

在自然環境下會以老鼠等哺乳類或棲息在鳥巢的動物乾屍為食，常侵入並寄宿於蒼蠅或螞蟻等社會性昆蟲的巢穴或棲地。

標本蟲不耐寒，絕大多數棲息在熱帶至亞熱帶地區，但是住家食品害蟲的種類有喜好寒冷濕潤環境的傾向。許多種類的最適生育溫度為攝氏二十五度以下。

或許因為成蟲的動作十分遲緩，而有「標本蟲」之稱。除了在室內發現的棕蛛甲與日本蛛甲雄蟲之外，其他種類的後翅幾乎都退化而欠缺飛行能力。

至於幼蟲，從卵孵化的一齡幼蟲會活躍地爬來爬去，但是抵達宿主後就會將宿主連結起來築成堅固的巢室（shelter），並鑽進內部展開攝食行為。幼蟲期與新成蟲期的幼蟲會長時間待在蛹室裡，幼蟲的休眠期間也相當長。由於標本蟲的生態並不顯眼，與其他乾燥食品害蟲相比，發現的機會少之又少。

日本的標本蟲有擬裸蛛甲、褐蛛甲、棕蛛甲、日本蛛甲等四種，都是以乾燥食品害蟲而聞名。

◎食性特徵

擬裸蛛甲造成的食害，主要是長期保存的乾燥食品與寵物飼料。其他三種也有獨特的食性。

褐蛛甲（*Pseudeurostus hilleri* (Reitter)）通常會入侵穀物倉庫或衛生條件差的建築物。原本的食性為食糞性或腐食性。

棕蛛甲（*Ptinus clavipes* (Panzer)）（照片3）除了出現在進口檢疫物之外，在日本並沒有明確的宿主紀錄。外國則是在老鼠糞便、破損的書本、羽毛、皮革、乾香菇、藥草、樹根、可可豆、砂糖、乾果、屍體碎屑、儲藏種子、老鼠或鳥的巢穴裡發現它的蹤跡。

日本蛛甲（*Ptinus japonicus* (Reitter)）（照片4、5、6）與褐蛛甲是日本最早登記在案的種類，相關的宿主報告也較多。常發現於蒟蒻粉、儲藏豆類、米穀、栗、高粱、燕麥片、玉米粉、米糠、大豆粉、毛織品、乾香菇、昆蟲標本、小魚乾、鯉魚用固體飼料等等。此外，也有報告指出，它會在橫帶人面蜘蛛（*Nephila clavata*）的卵中產卵，隔年孵化的幼蟲就是以卵為食（《生活害虫の事典》，二〇〇三年）。不過，日本蛛甲與褐蛛甲一樣，至今仍不清楚它的詳細生態。

◎案件原委

掉進中式料理餐盤裡的蟲是擬裸蛛甲，孳生源是我多年前放在天花板裡的滅鼠劑。這件事對當時年輕的我來說，無疑是「失敗為成功之母」，使我從此下定決心一定要徹底研究昆蟲。更重要的是這起案件過後，整棟大樓都因為擬裸蛛甲孳生而全面殺蟲消毒，讓我深受打擊。

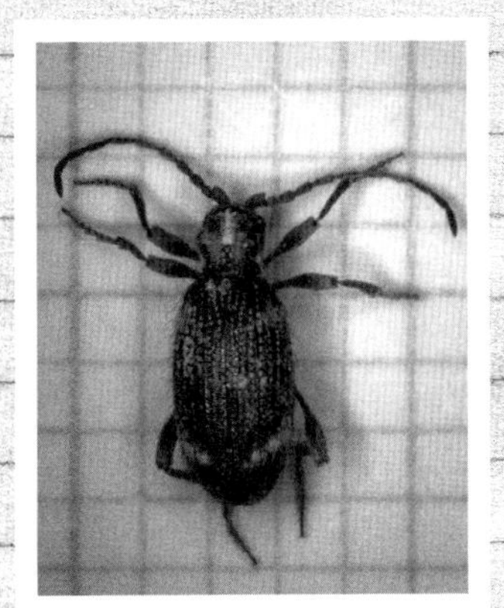

照片4　日本蛛甲（*Ptinus japonicus* (Reitter)）的雌蟲。
置於1公釐的方格紙上拍攝。

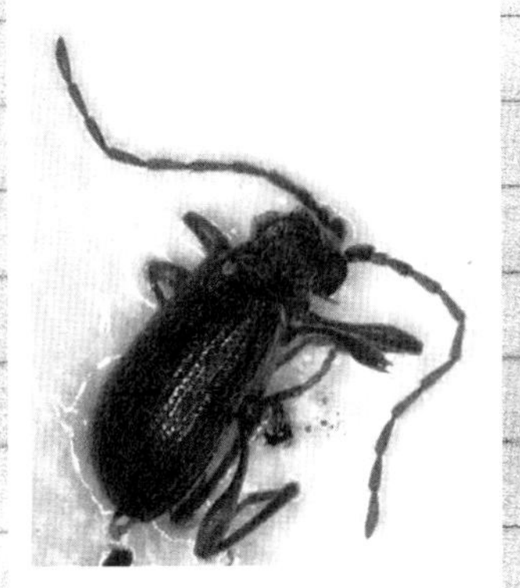

照片3　棕蛛甲（*Ptinus clavipes* (Panzer)）的成蟲。

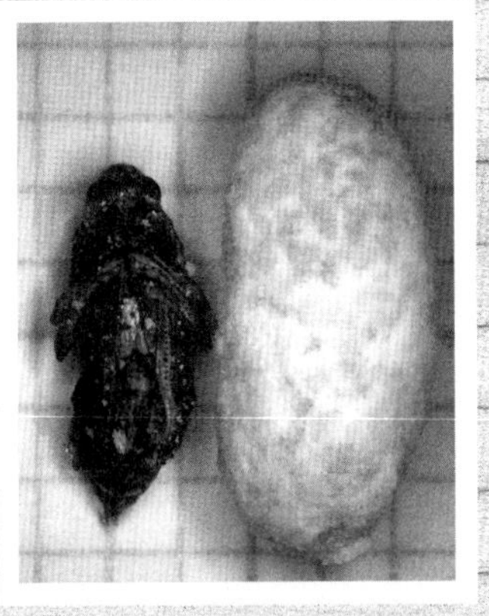

照片6　左：日本蛛甲的蛹（屍體）。
右：蛹（巢）室。

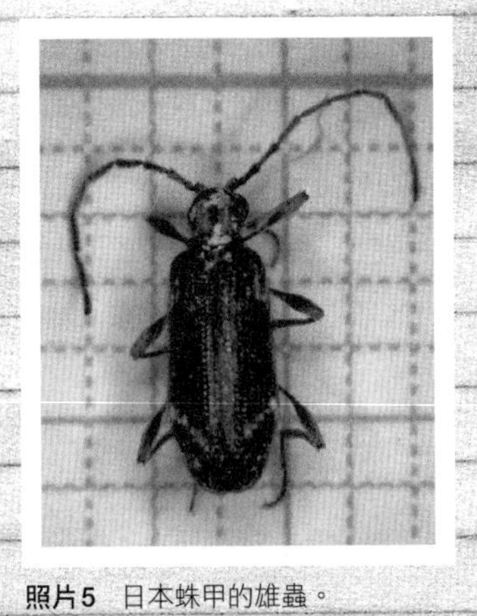

照片5　日本蛛甲的雄蟲。

第十二案

棲息於波斯地毯、啃食魚翅的蟲

——鰹節蟲科

◎不同種類的蟲所引發的案件

東京品川某間食品公司社長的住所，是第一起案件的現場。接到電話委託後，我立即動身前往查看，映入眼簾的卻是驚人情景。原本應該鋪在地板上的地毯，如今掛在牆上，下方有黑毛鰹節蟲的幼蟲與蛻殼。

第二起案件是與食品有關。消費者買了義大利麵準備煮來吃，一打開袋子赫然發現三公釐大小、布滿褐色體毛的姬圓鰹節蟲從裡頭爬出來。到底是哪時候、怎麼鑽進去的？第三起案件則是鉤紋鰹節蟲鑽進香菸濾嘴裡。為什麼這些蟲甘冒被發現的風險也要侵入呢？

第四起案件發生在高級食材魚翅的加工製造現場。真兇是白腹鰹節蟲，連皮帶肉把魚翅啃得精光……。

◎甚至要出動軍隊防治的害蟲

鰹節蟲科的蟲子所造成的蟲害甚至會使泱泱大國不得不出動軍隊應付。美國曾經發生小紅鰹節蟲（*Trogoderma granarium* (Everts)）的蟲害事件。成蟲體長為一點八到三點零公釐，體背呈茶褐色至褐色，翅鞘顏色比前胸背明亮，翅鞘上的斑紋非常不明顯。雄蟲的觸角色彩比雌蟲明亮且粗長（照片1、2）。

產卵前期為一到二天，壽命約兩星期。存活期間可產約五十顆卵，一年發生二到世三代。至於發育所需期間，在氣溫二十五度下為五十到六十天、三十五度下為二十八到四十天。亞熱帶地區一年約能產生六到八世代。

老熟幼蟲的體長約五公釐，略成黃褐色的長毛覆蓋整個身體，尾部沒有突起（照片3）。此外，幼蟲十分耐低溫及乾燥，在惡劣環境下會進入休眠狀態。

小紅鰹節蟲本來就是鰹節蟲的同類中最適應儲藏穀物的一種。對於乾燥與高溫的抵抗力極強，據說啃食水分含量僅一到二%的食物也能繁殖，甚至兩年內沒有餌食、沒有任何水分的情況下依然能繁殖。由於這種蟲極其頑強，聽說美國曾經出動軍隊加以撲滅。

食性為攝取玉米、米、豆類、芝麻等油糧種子、可可豆、酵母等以及這類食材的加工品。分布範圍遍及全世界，例如亞洲、歐洲等地。過去也曾侵入日本，但幾乎滅絕。常見於室內的穀物倉庫、麥芽儲藏庫等處，不會棲息於野外。不過，偶爾會在穀物工廠附近的暗坑或布滿灰塵的樣本上採集到小紅鰹節蟲。這種蟲也是今後必須嚴加戒備的蟲類之一。

◎住在波斯地毯裡的黑毛鰹節蟲

不棲息在地板上、而是以掛在牆上的波斯地毯為居的是黑毛鰹節蟲（*Attagenus unicolor* (Brahm)）（照片4）。幼蟲的啃噬能力極強，可在柴魚乾或小魚乾等乾燥的動物性食材裡繁殖。由於黑毛鰹節蟲連絲綢及羊毛的主成分角蛋白質（keratin）與纖維蛋白（fibrin）也能消化，所以也是衣物或蠶繭、動物標本的常見害蟲。

成蟲的體長約四公釐。體色為黑色至黑褐色、呈長橢圓形。頭部中央有單眼，上翅有密集顆粒狀刻點。老熟幼蟲的體長約九公釐，呈紅褐色、圓柱狀，腹部末端有褐色流蘇狀長尾毛（照片5）。

在自然條件下所需的發育期間約十個月，成蟲的壽命約二十天。雌蟲終其一生可產四十到八十顆卵。以幼蟲形態越冬，成蟲一年長成一次，好發期間約在五到六月。幼蟲十分耐乾燥與飢餓，成熟幼蟲在絕食狀態下，據知可生存半年至一年。分布於世界各地，也常見於日本各處。

至於波斯地毯案件，蟲子並不是棲息在地毯上，研判是三年前掛在牆上後，便在地毯裡產卵。當地毯鋪在地板上時，因為會定期用吸塵器清理，再加上人與其他物品施壓在地毯上，對蟲子來說並不是可以高枕無憂的環境。然而，將地毯掛在牆壁，蟲子再也不受障礙物影響，也因此加速黑毛鰹節蟲的繁殖吧。

我建議屋主以燻蒸方式處理波斯地毯，並改鋪在地板上。除蟲過後，再也沒有出現問題了。

◎從義大利麵包裝裡爬出來的姬圓鰹節蟲

從乾燥義大利麵包裝裡爬出來的是姬圓鰹節蟲（*Anthrenus verbasci* (Linnaeus)）的成熟幼蟲（照片6）。當我檢查了製造商送過來的包裝袋時，發現其上有咬穿的孔洞以及咬到一半的痕跡（照片7）。從包裝紙表面所留下的啃噬痕跡來看，A孔洞周圍的內側比外側窄，B只有表面有啃噬痕跡，還沒咬穿至內側，可見蟲子是從外部入侵。

但不可思議的是，以它的食性應該不會去吃乾燥的義大利麵。是不是弄錯了?可能當時是十一月中旬，幼蟲為了蛻殼或越冬才鑽進義大利麵包裝袋裡吧。左頁照片是姬圓鰹節蟲對小魚乾的食害（照片8）、以及飛到蕾絲花（*Ammi majus*）上啃食花粉的成蟲（照片9）。

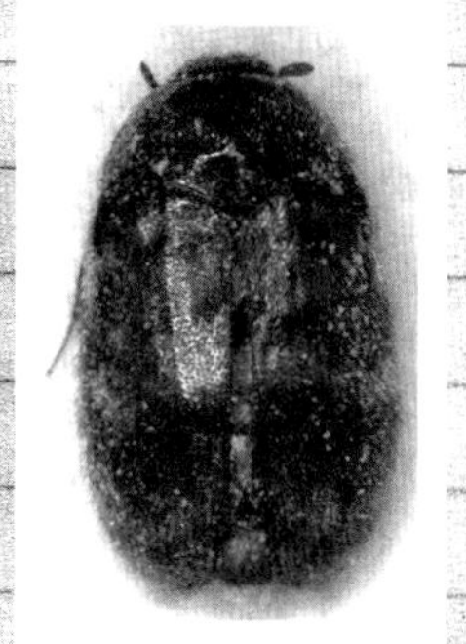

照片2 小紅鰹節蟲的成蟲（雌蟲）。

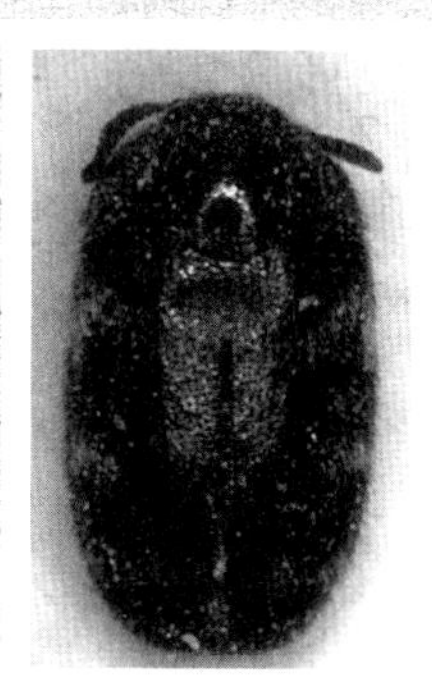

照片1 小紅鰹節蟲（*Trogoderma granarium* (Everts)）的成蟲（雄蟲）。

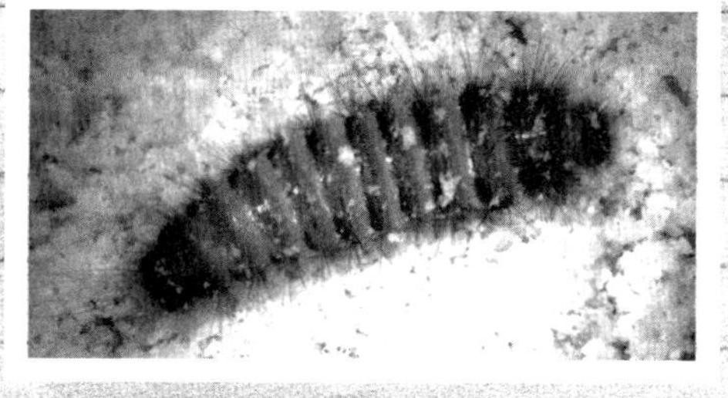

照片3 小紅鰹節蟲的幼蟲。

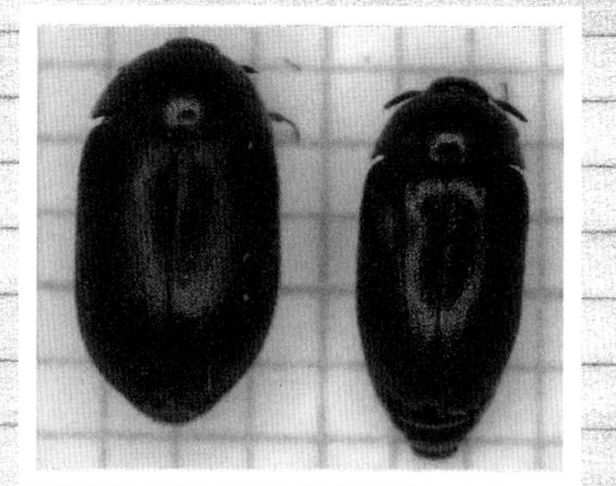

照片4 黑毛鰹節蟲（*Attagenus unicolor* (Brahm)）的成蟲。

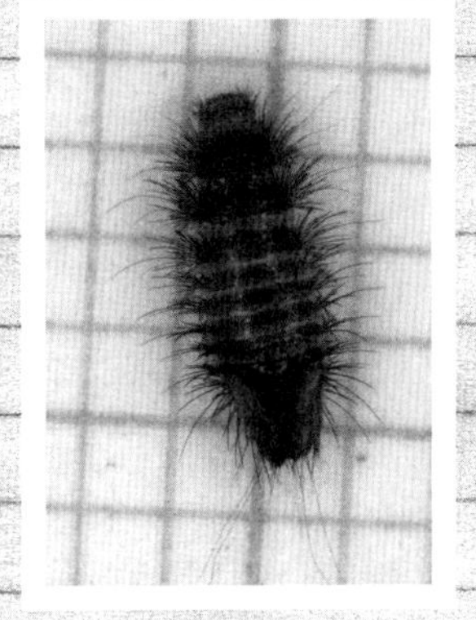

照片6 姬圓鰹節蟲（*Anthrenus verbasci* (Linnaeus)）的幼蟲。

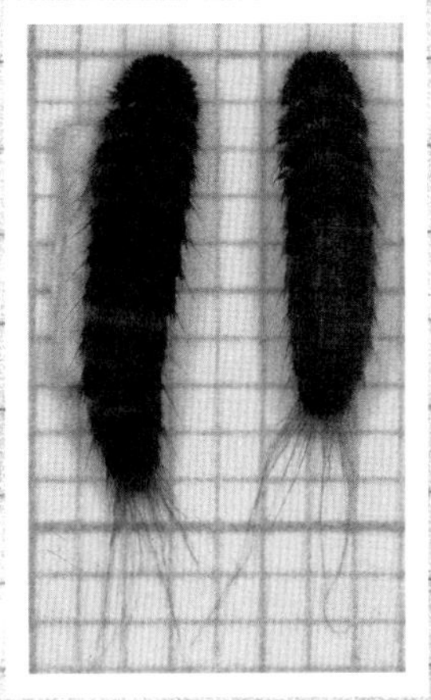

照片5 黑毛鰹節蟲的幼蟲。

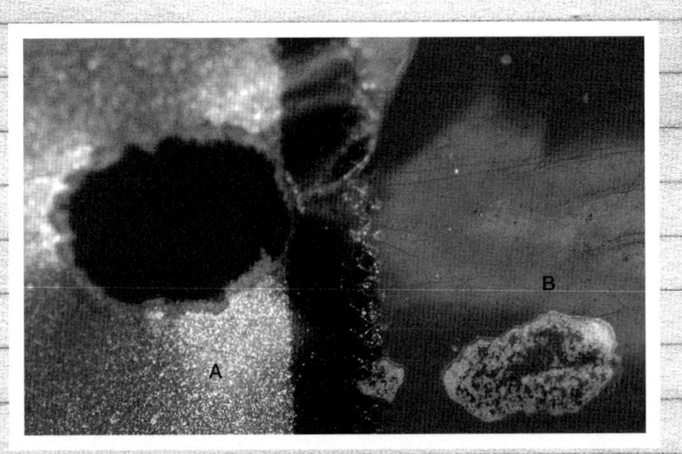

照片7 遭到姬圓鰹節蟲啃噬的乾燥義大利麵包裝袋上的孔洞。孔洞周圍的內側比包裝袋外側窄（A），以及只有表面有啃噬痕跡（B）。

成蟲的體長約二點五公釐，呈蛋形，白色及黃褐色鱗片在黑色體色上形成斑點紋路。觸角有十一節，前三節較粗（照片10）。成熟幼蟲體長約四公釐，呈細長橢圓形，體色為灰褐色。整個身體覆蓋硬毛，尾端生有一束長毛（矛狀毛），感到危險時，毛束會像扇子一樣展開。

在自然條件下所需的發育期間約十個月，成蟲的壽命約二十天。雌蟲在這段期間的產卵數約三十到六十顆。以幼蟲形態越冬，成蟲一年長成一次，期間約在四到六月。成蟲產卵後，會飛到法藍西菊、麻葉繡線菊、春壽菊等花朵上。

幼蟲的食性除了動物性以外，也能吸收植物固醇，植物食品因此也會遭到蟲害。侵入柴魚片、小魚乾、奶粉等食品的機率相當高。此外，姬圓鰹節蟲也是絲綢、毛織物、毛皮等衣物的重要害蟲。據說這種蟲也能在昆蟲及小動物屍骸或是野外的鳥巢、蜂巢等處繁殖。

◎常見的鉤紋鰹節蟲

過去有好幾起案件的背景都與香菸濾嘴有關。這一次也不例外，有人在吸菸時突然覺得嘴巴有異樣，朋友便委託我展開調查。檢查送到辦公室來的檢體時，發現香菸濾嘴的吸口處有黑褐色短毛，周遭被焦油及尼古丁染成黃色狀（照片11）的物體，是蟲的蛻殼與蛹（照片12）。

根據調查結果得知，這是鉤紋鰹節蟲（*Dermestes ater* (De Geer)）幼蟲的蛻殼與蛹。蟲子

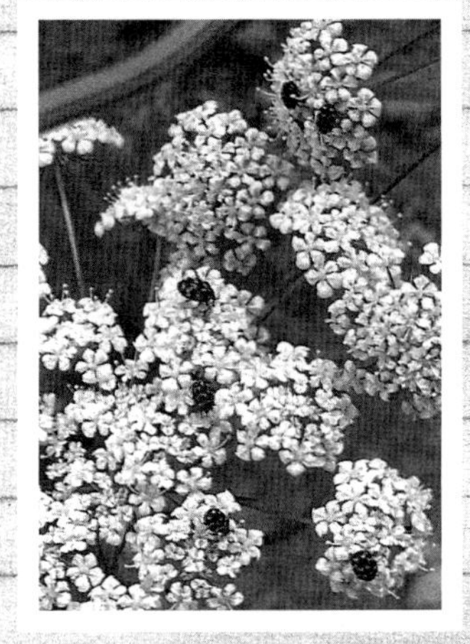

照片9　飛到蕾絲花上的姬圓鰹節蟲。

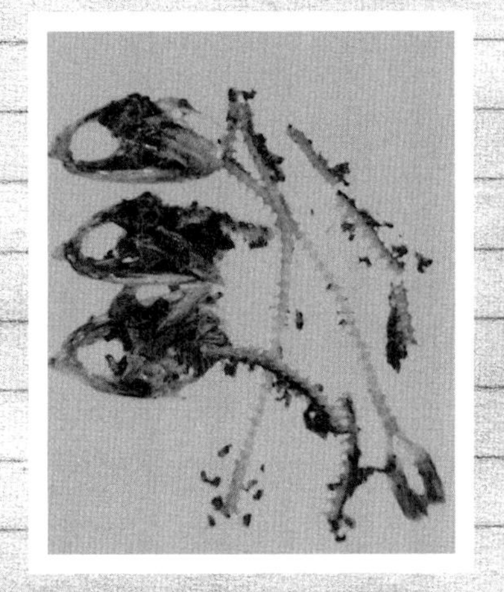

照片8　遭到姬圓鰹節蟲啃噬的小魚乾。

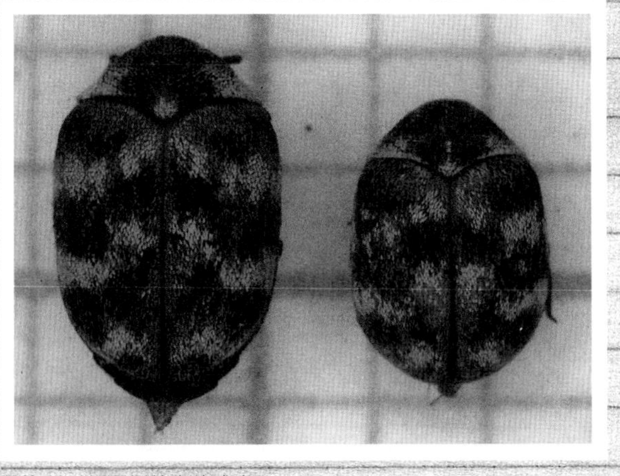

照片10　姬圓鰹節蟲的成蟲。

在案件發生時屬於老熟幼蟲（照片13），送到我手上之前已經化蛹了。

鉤紋鰹節蟲幼蟲的食性僅有肉食性，研判這次是為了化蛹才侵入菸盒、鑽進香菸濾嘴裡。從照片來看並不明顯，不過濾嘴邊緣沾著濃豔的口紅，再加上香菸的品牌，推測吸菸者也許是從事特種營業的女性，關於這一點，我也不便追根究底。

不管怎麼說，某人在渾然未覺的情況下吸了菸，被菸霧驚嚇到的鉤紋鰹節蟲頓時從出口鑽進嘴裡，吸菸的人感到異樣後連忙吐出一看，赫然發現一隻長滿黑毛的蟲子在手心裡蠕動。

吸菸者自然大驚失色，可想而知，蟲子也受到了驚嚇。正處在變態過程的蟲子好不容易找到一個舒適的地點，準備安然進化為成蟲，卻被突如其來的熱度及菸霧燻得竄出來。

若是順利羽化成成蟲，體長約九公釐，觸角為紅褐色、前三節呈淺色的球桿狀（觸角類型見一百二十五頁的圖1之7）。成蟲長橢圓形的身體為黑褐色，頭部呈圓形，密生黃色短毛，幾乎隱藏在前胸下方。此外，各腹節有四個褐色斑紋。

成熟幼蟲的體長約十五公釐，背面呈深褐色，胸部及腹部有淺色的正中線。頭部腹面與腳呈淡黃褐色，身體細長，後胸一帶最寬，逐漸往後方變細，整個身體布滿長毛。第九腹節背板

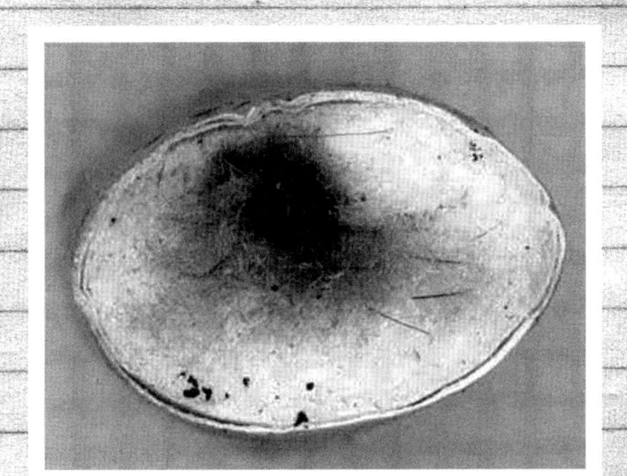

照片11　藏在香菸濾嘴裡的鉤紋鰹節蟲（*Dermestes ater* (De Geer)）。

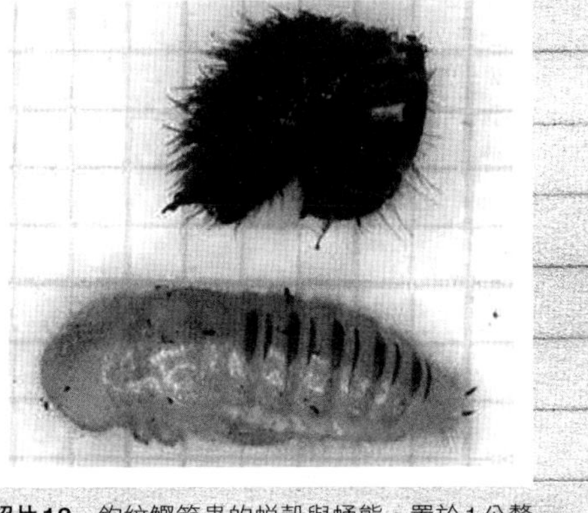

照片12　鉤紋鰹節蟲的蛻殼與蛹態。置於1公釐的方格紙上拍攝。

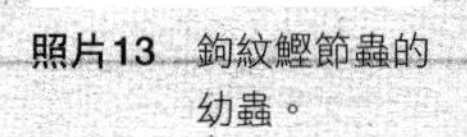

照片13　鉤紋鰹節蟲的幼蟲。

有一對直立的尾狀突起。第十腹節硬化成環狀，利用尾腳步行（照片14）。

至於發育所需期間，在攝氏氣溫二十度、濕度六十五%的環境下為六十五到七十六天。成蟲約可活一年，產卵期間長達二到四個月，產卵數量一般約二百五十顆。由於產卵期間甚長，會以成蟲、幼蟲、蛹等各種形態越冬。

如前面所提到，鉤紋鰹節蟲是肉食性昆蟲。愛吃火腿、培根、柴魚乾、小魚乾等動物性食品，同時也是常見於魚粉、蠶繭、牛皮等的食物害蟲。分布範圍擴及世界各地，也是日本境內隨處可見的一般蟲種。

◎啃食魚翅的白腹鰹節蟲

白腹鰹節蟲（*Dermestes maculatus* (De Geer)）會啃食人人嚮往的高級食材——魚翅。橫濱某間專門製造魚翅的工廠，晴天時會把魚翅滿滿擺在乾燥室的屋頂（照片15）上曝曬，有時還會滿到人行道上（照片16）。總而言之，鳥、野貓、散步中的狗等等都能任意接觸魚翅。

曝曬在這種環境下的魚翅，經過幾道加工程序後即製成產品（照片17）。他們或許認為，擺在路上曬乾的東西也能吃進嘴裡吧。然而，我檢查現場後發現，魚翅的乾燥室裡已成了白腹鰹節蟲的巢窟，甚至連車道上都有它的幼蟲及成蟲。在這種地方曝曬魚翅、製成食材，當然會

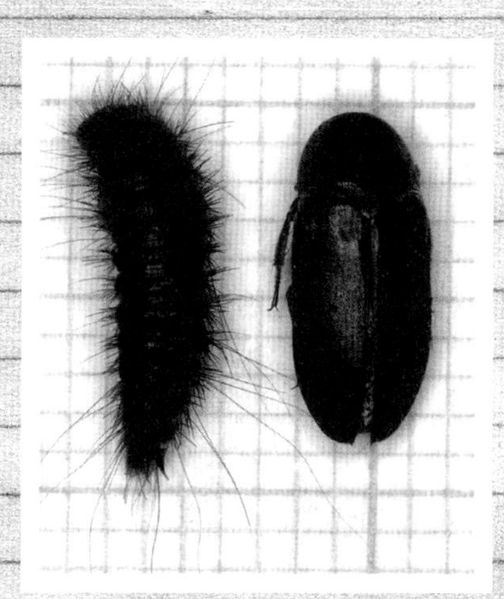

照片14　鉤紋鰹節蟲的幼蟲（左）與成蟲（右）。

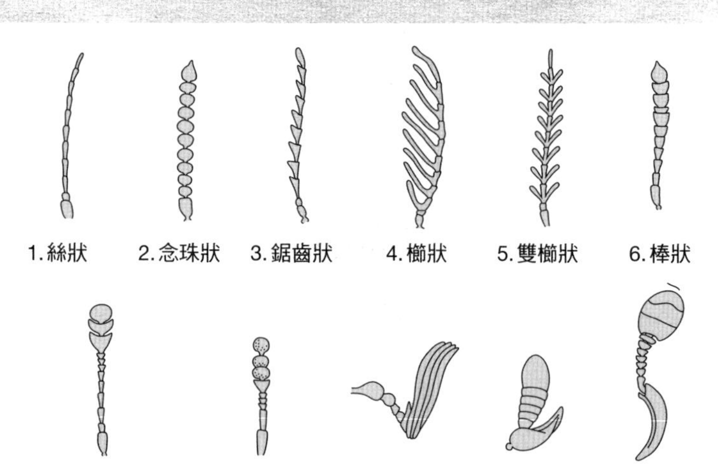

圖1　觸角的種類。（《原色昆虫大圖鑑》，1963）。

孳生蟲子。

白腹鰹節蟲的成蟲體長約九到十公釐，背面為黑褐色，上有密集刻點。看似雪白的腹面一如其名，覆有白色體毛（見下頁照片18）。成熟幼蟲約十五公釐（見下頁照片19）。形態、生態及食性皆與前面提到的鉤紋鰹節蟲類似。此物種分布於世界各地，日本則常見於本州、四國、九州。

曾聽說博物館等地會飼養白腹鰹節蟲，主要是利用它啃食乾燥動物性物質的習性，在製作動物的骨骼標本時可派上用場。我在製作老鼠頭骨的標本時，也會請白腹鰹節蟲助一臂之力，而白腹鰹節蟲在鑑定食品相關的鼠害時也非常有幫助。

有的人一聽到被蟲咬過，就會像這回的魚翅案件一樣，嫌棄地說：「我再也不要吃魚翅了。」我的看法倒是不同。既然白腹鰹節蟲吃了沒事，即表示這魚翅不會對人體造成負面影響。在人們的眼中形同「害蟲」的蟲子，要是知道人類只覺得噁心便否定它們的存在，不知作何感想。

蟲子未必知道自己啃食的是高級食材，至於魚翅、海蔘、海鞘等食材之所以獲得高度評價，究竟是出於先人智慧？還是飢荒所致？但願往後有時間能好好調查一下這些食材的起源。

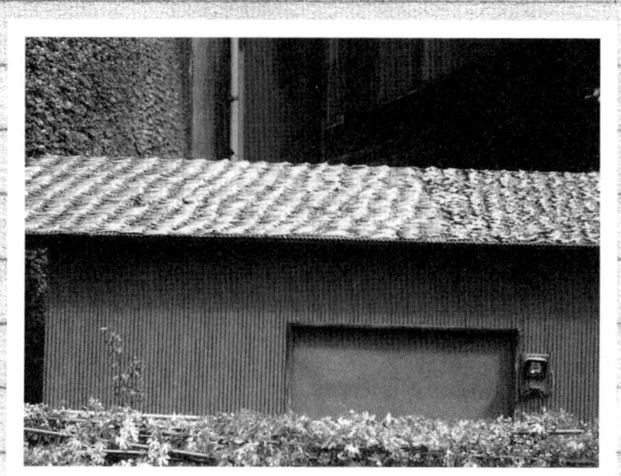

照片15　擺滿屋頂的魚翅。

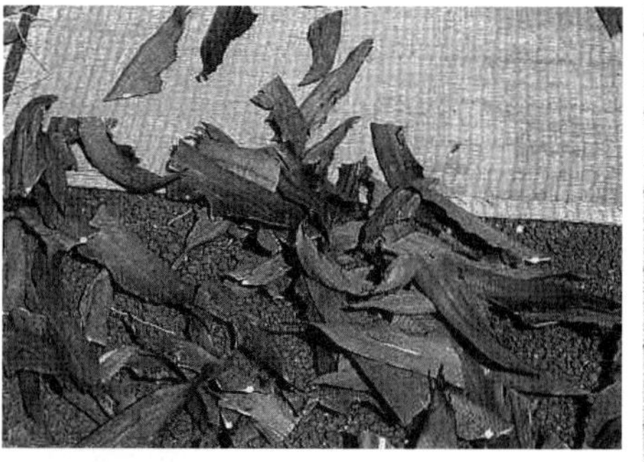
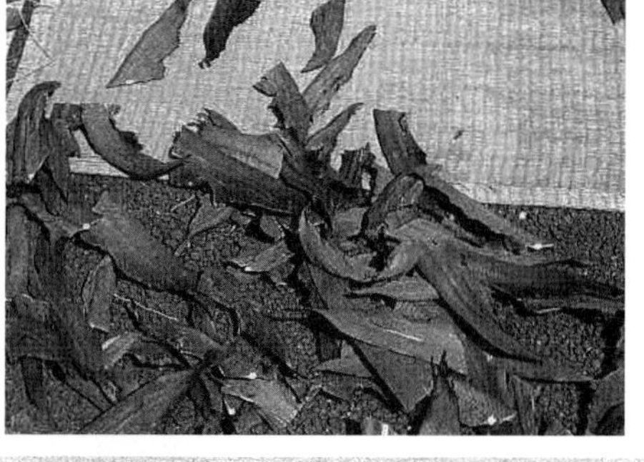

照片16　滿到人行道上的魚翅。

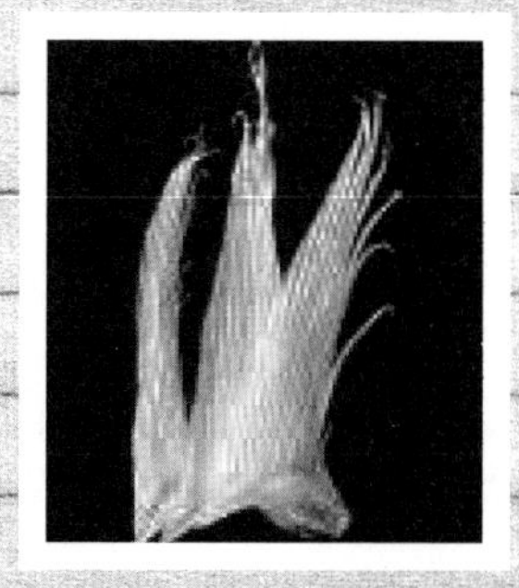

照片17　高級食材魚翅。

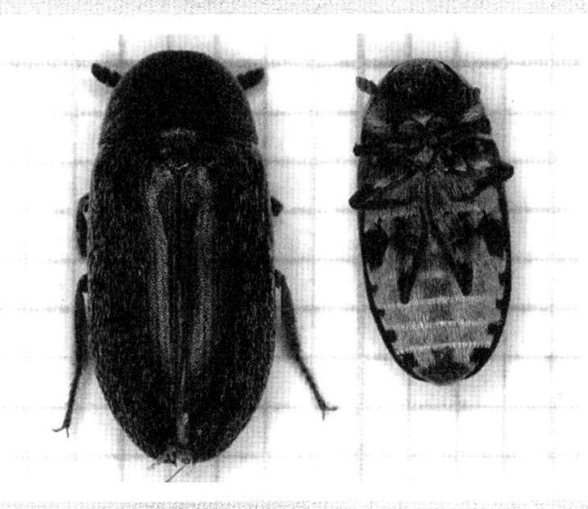

照片18　白腹鰹節蟲（*Dermestes maculatus* (De Geer)）的成蟲。背面（左）與腹面（右）。
置於1公釐的方格紙上拍攝。

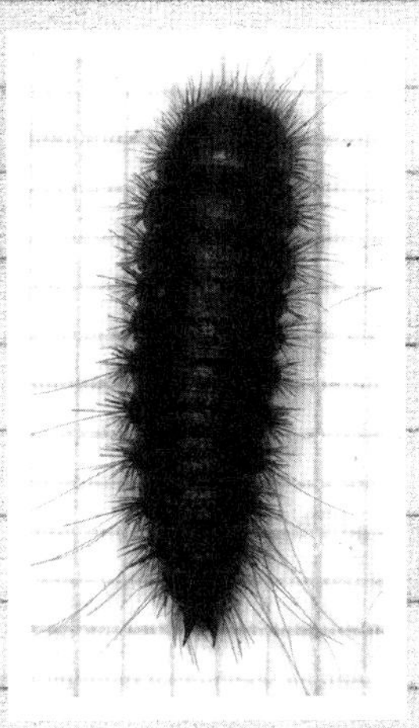

照片19　白腹鰹節蟲的幼蟲。

「害蟲偵探七大法寶」⑥

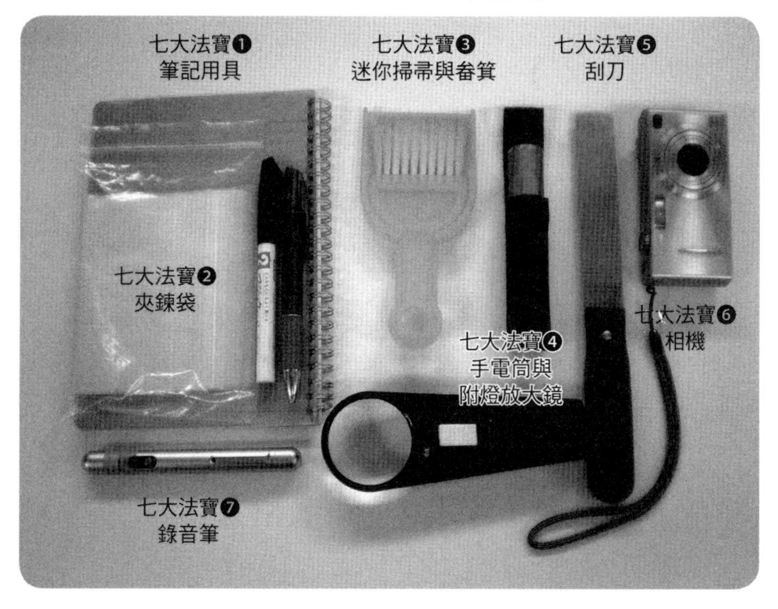

◎相機

可清楚拍下蟲子的孳生源與潛藏地點，以及可能是侵入點、必須留意的危險場所。透過清晰的照片也能讓現場相關人士了解各處情況。

當我盡力製作一目了然的報告書時，不禁深深感慨，目前對現場瞭若指掌的工作人員已不多見。

第十三案

不速之蟲

——玉米象

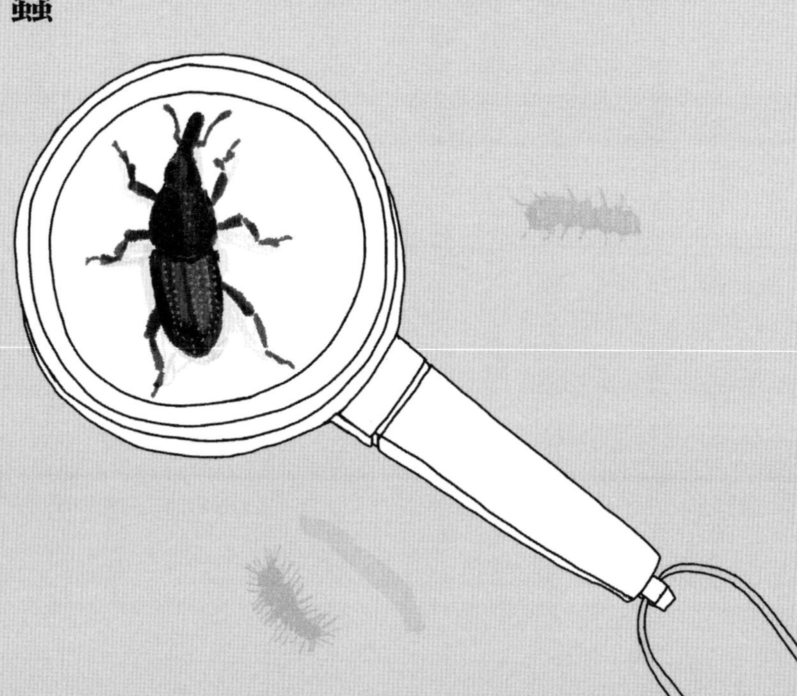

◎案件成立！早晨的一通電話

大概是某一年的四月底吧，總之有一天早晨，住在神奈川日吉的朋友打電話到我橫濱的辦公室。他語氣沉痛地表示，剛蓋好的住家裡到處都是小黑蟲，妻子、孩子跟他自己都快崩潰了。

「拜託你幫幫我。」

朋友說完這句話便掛掉了電話。

我頂著剛睡醒的一頭亂髮，立刻衝出辦公室前往他家。到了現場一看，他與家人正在院子裡嚇得直打哆嗦。

我馬上巡視新蓋好的建築物，只見地板、牆壁、天花板、廁所、浴室都看得到爬來爬去的玉米象。這棟新居蓋在由農地填土而成的人工建地上，誰也想不到怎麼會有這麼多玉米象？但答案就在腳下。檢查地板下方時，發現施工過後的木屑散落一地，裡面有些木片還有玉米象咬出的細小溝痕及孔洞……。

玉米象一如其名，以啃噬穀物而聞名，其分布範圍遍及世界各地。這類昆蟲是米、麥、玉米等穀物的重要害蟲，主要有玉米象、米象（*Sitophilus oryzae*）、穀象（*Sitophilus granarius*）

等。還沒發現穀象正式落腳於日本的確切證據。

◎會飛的玉米象

大量出現在新居的是玉米象（*Sitophilus zeamais* (Motschulsky)）成蟲，體長約二點三到三點五公釐，具有象鼻狀的口吻。體色呈黑褐色、有光澤。前胸背板前方的幅圍狹窄，前翅有四個黃褐色的不明顯斑紋（見下頁照片1）。幼蟲體長約三公釐，體色呈乳白色，各節有許多橫皺，體態肥滿（見下頁照片2）。化蛹的體型會稍微瘦一點（照片3）。

可能發育的溫度範圍在攝氏二十到三十度，在氣溫二十五度、濕度七十%的環境下，從卵發育為成蟲的所需期間平均三十二天。據報告指出，在自然狀態下，夏季的發育所需期間約三十五天。

成蟲的食性除了義大利麵以外，也習慣在固體上穿孔及產卵，並以麵粉及米食粉類等食材為餌食（見下兩頁照片4）。幼蟲是典型的「種子害蟲」，會在穀物種子裡發育，也會在義大利麵條裡（照片5）、乾麵或蕃薯乾切片等食材裡繁殖。

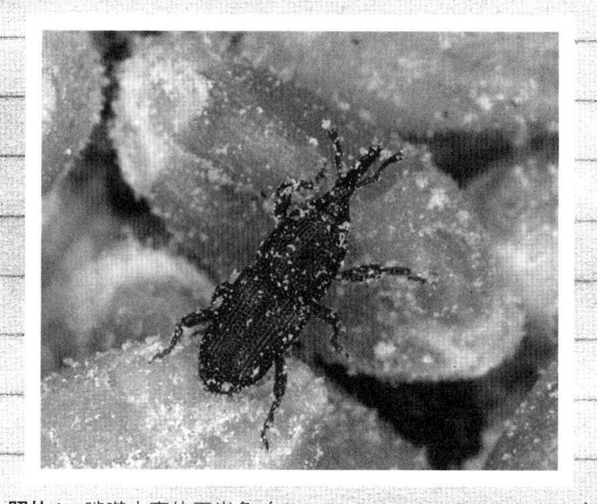

照片1 啃噬小麥的玉米象（*Sitophilus zeamais* (Motschulsky)）。

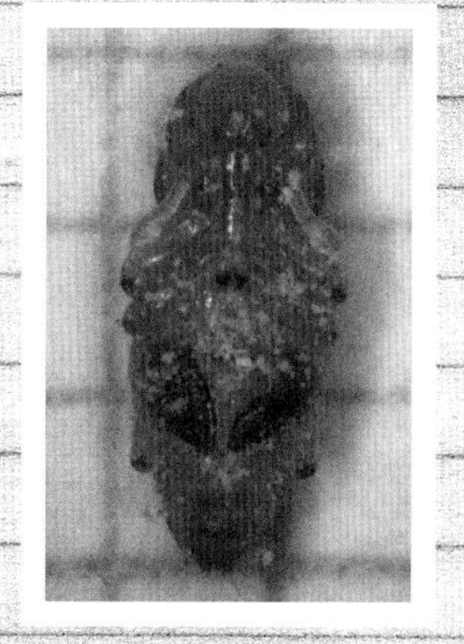

照片3 玉米象的蛹。

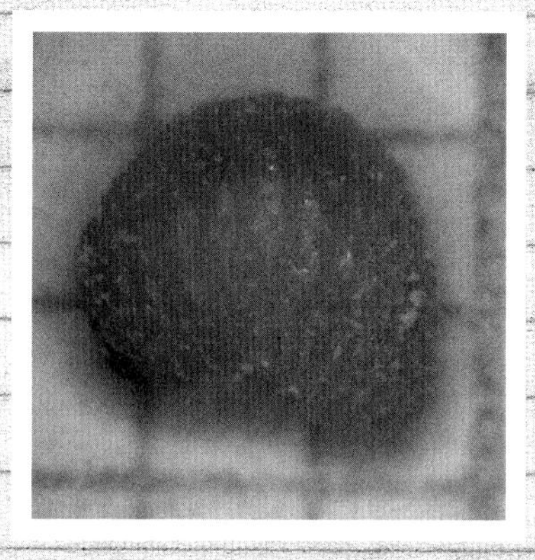

照片2 體態肥滿的玉米象幼蟲。

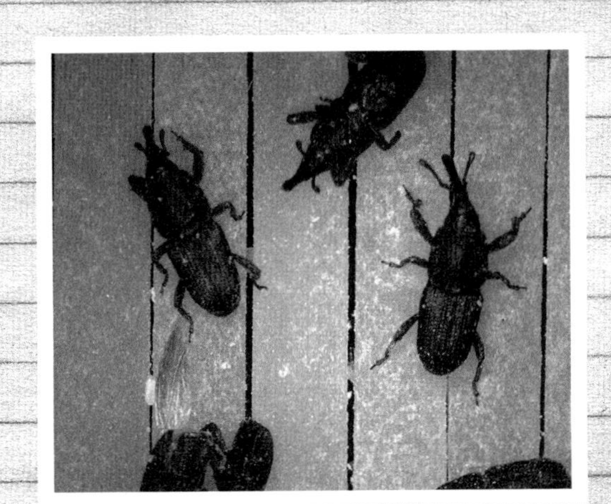

照片4　啃噬義大利麵的玉米象。

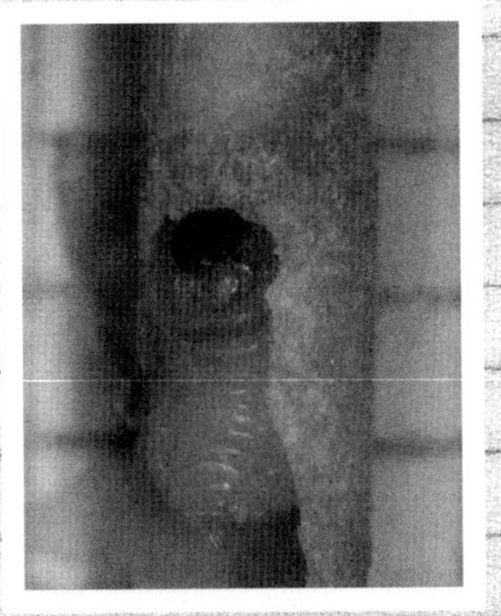

照片5　義大利麵條裡的玉米象幼蟲。

玉米象雌蟲會用象鼻狀的口吻（照片6）在穀粒開一個小孔，在裡面各產一顆卵，再用分泌物將洞口封起來（egg plug）。孵化的幼蟲會啃食穀類及其加工產品、義大利麵等食材的內部（照片7），成長到四齡幼蟲後即在原處化蛹。羽化的成蟲會在穀粒內部待數天，等到覆蓋身體表面的角質層（cuticle）硬化後，便咬破穀粒鑽出來（照片8）。成蟲具有飛行能力。

至於一年長成次數，室內可達到四世代，野外的自然條件下約二到三世代。玉米象會以成蟲形態越冬，來到野外後，會棲息在倉庫的屋簷下或附近的石頭、木片下方。此物種分布範圍遍及全世界，是儲存穀物的重大害蟲。

◎不同的凶手：不會飛的玉米象

在日本的玉米象中有一近似種稱為米象（*Sitophilus oryzae* (Linnaeus)）。成蟲的體長約二點一到二點三公釐，比玉米象略小，同樣具有象鼻狀的口吻，體色呈紅褐色到黑褐色，前胸背板的兩側邊緣大致呈平行。前翅的黃褐色斑紋比玉米象清晰。必須直接觀察生殖器才能判定其蟲正確的性別。

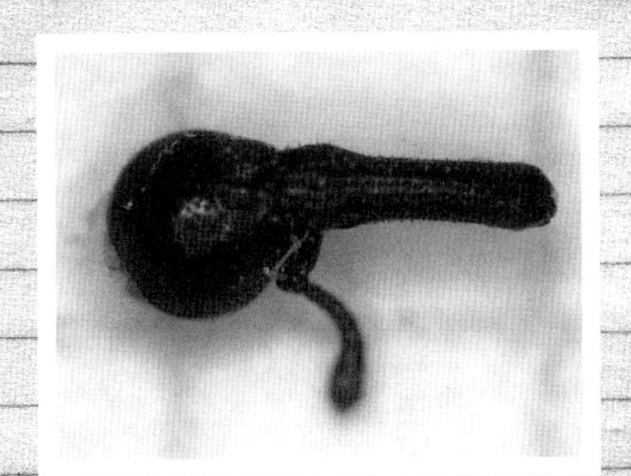

照片6　玉米象雌蟲的口吻（頭部）。

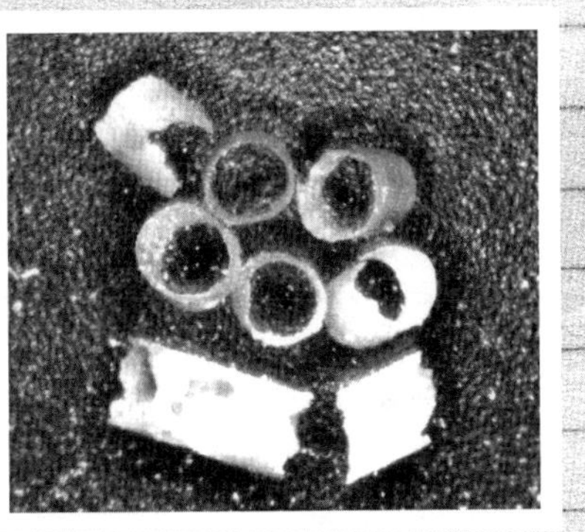

照片7　遭到玉米象入侵的義大利麵食害情況。

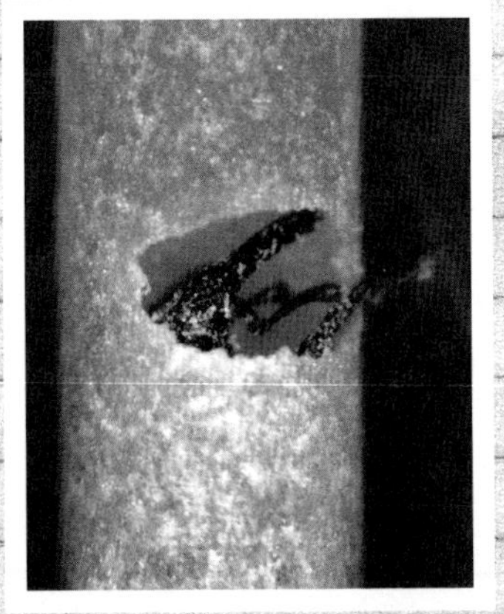

照片8　從義大利麵條裡羽化、正要鑽出來的玉米象。

在氣溫二十五度、濕度七十五%的環境下，發育所需期間平均三十五天。在自然條件下的發育期間比玉米象稍微長一些，氣溫二十五度的環境下，平均壽命可達到四個月，而食性與玉米象極為相似。

玉米象與米象的最大差異在於成蟲對寒冷的忍受程度。米象的成蟲在冬季的自然條件下會滅絕，僅有幼蟲能在穀粒裡越冬。生長適溫比玉米象高，約攝氏三十到三十三度，國內分布範圍最北達到宮城、秋田附近。抗寒力佳的玉米象甚至能在北海道旭川附近越冬。

玉米象與米象還有一項最大差異，有的米象沒有飛行能力，尤其是日本種的米象，生來不具飛行能力。分布範圍與玉米象類一樣遍及全世界，國內以玉米象居多，但是從整個世界來看，以米象略佔優勢。

◎解開米象入侵途徑的關鍵

某間食品倉庫公司與我聯繫，說倉庫裡保存的伊朗人專用玉米食材裡有「玉米象」。我立刻前往現場調查，確實在玉米袋包裝裡發現了許多看似玉米象的蟲子。承辦人問我：「這些蟲子是從哪來的？」為了進一步確認，我便將相關證物帶回去詳細檢驗。

經過鑑定後，確認這些侵入的蟲子不是玉米象，而是米象。但是找不到證據顯示它們究竟從何而來。困難之際幸得神助，當我向本書的監修者林晃史博士請教，他竟說道：「你仔細觀察看看，這米象會不會飛？」

我再次調查了帶回來的米象樣本，確定它具有飛行能力，倉庫的承辦人也證實：「它們的確在倉庫裡飛來飛去。」換句話說，由於國內的米象種類不具飛行能力，會飛的米象極有可能是從出口國或者流通據點等場所侵入。

◎不幸中的大幸

話說回來在朋友的新居爬來爬去的玉米象，主要是把放置在地板下的木屑當成越冬場所，才會大量孳生。後來把所有木屑回收、室內各個角落全部清洗得乾乾淨淨，從此再也沒有發生蟲害，朋友一家人總算能安心居住。

這次案件算是不幸中的大幸，地板下的木屑同樣是白蟻的棲息場所，但幸好這次白蟻並未入住。我建議朋友一定要向建設公司強調這一點。

儘管如此，又得話當年了。在我們小時候，常常會在米粒裡看見玉米象，牠不會咬人，跟米一起煮來吃也不會中毒，更不是傳播疾病的媒介。但是對現代人來說，只覺得看起來很噁心、並因此產生恐懼。我趕到朋友家時，也不禁莫名其妙，為什麼人們對蟲子如此畏懼？

不過，小時候一旦發現儲藏的米裡有玉米象，就會被大人叫去幫忙，要把米攤在戶外曝曬，並且看守一整天，防止麻雀來偷吃。小孩子玩遊戲的計畫也因此泡湯。只有那個時候，我們才恨透這些討厭的小蟲子，還替它取了名字，叫作「吃米蟲」。

順帶一提，朋友住家一案對我而言十分難忘。當時我剛投身除蟲工作，正猶豫著是否以此為終身志業，就在摸索未來的過程中遇到這件案子，總算讓我大致確定這一行「行得通」。一般人眼中的「害蟲」，對我可是「財蟲」。

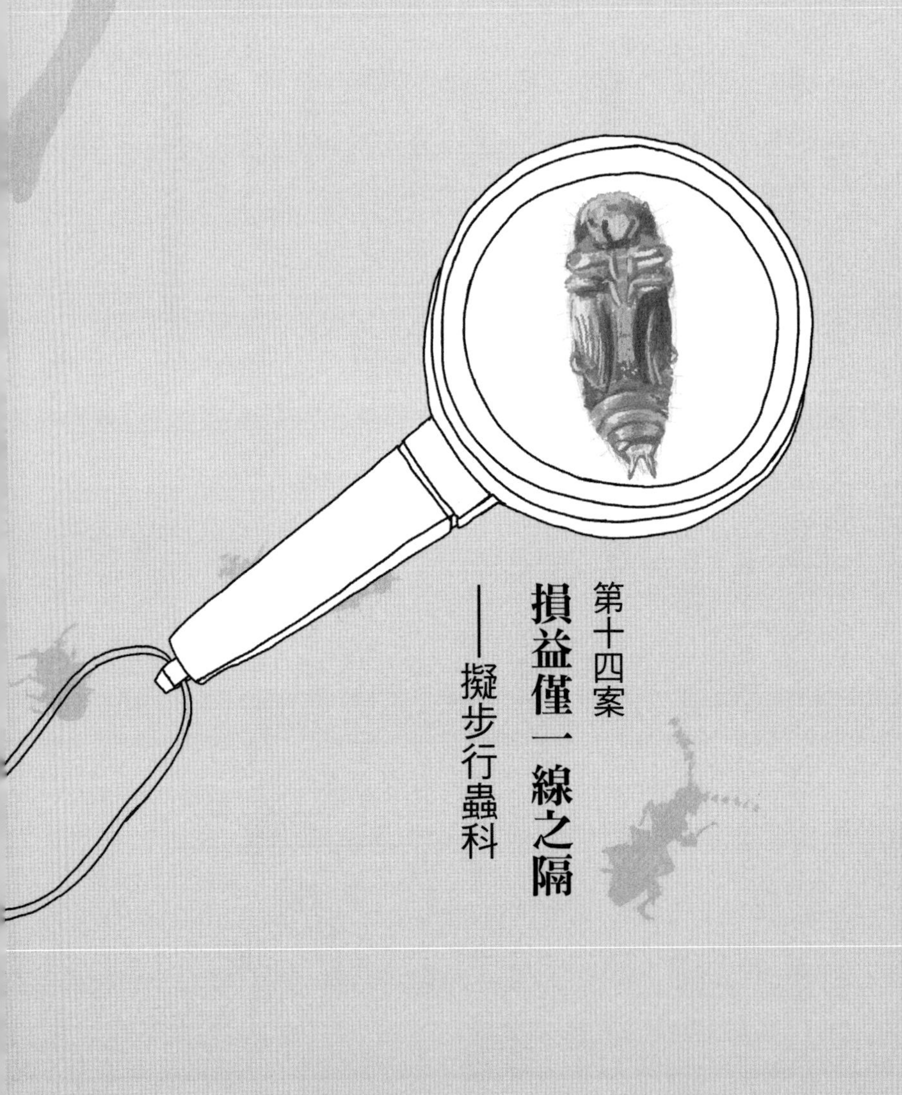

第十四案

損益僅一線之隔

——擬步行蟲科

◎製粉工廠的老面孔

有時在製粉工廠的地板上爬來爬去、有時出現在蕎麥粉工廠裡、有時又混進其他製粉工廠的產品裡……。它的真面目究竟是？各個場所都能見到「那種蟲」的蹤跡，卻不容易找到孳生源，第一線的負責人也因此無時無刻打電話到我的辦公室。

當我趕到案發現場之一、位於千葉的製粉工廠，可以看到體長約十五公釐的黑色蟲子在包裝線的地板上爬來爬去，但是工廠裡的環境並不會孳生「那種蟲」。同樣位於千葉的蕎麥粉工廠地板上也有小黑蟲，不禁令人納悶，蟲子到底從哪來的？

◎疑點：乾淨的工廠裡怎麼會有蟲？

發生蟲害的製粉工廠裡並沒有四散的粉塵，反而清掃得一塵不染。我們稱蟲做黑擬步行蟲（照片1）。現場雖然看得到黑褐色的小蟲子，卻找不到看似孳生源的場所。這時候就要觀察蟲子的行為。在現場勘察一陣子後，發現出處在窗邊的水槽下方，同時也確認有新的蟲子不斷從裡頭爬出來。

往裡頭檢視水槽下方時，發現水槽內側有給水排水管路，而水管的貫通孔不知為什麼比一

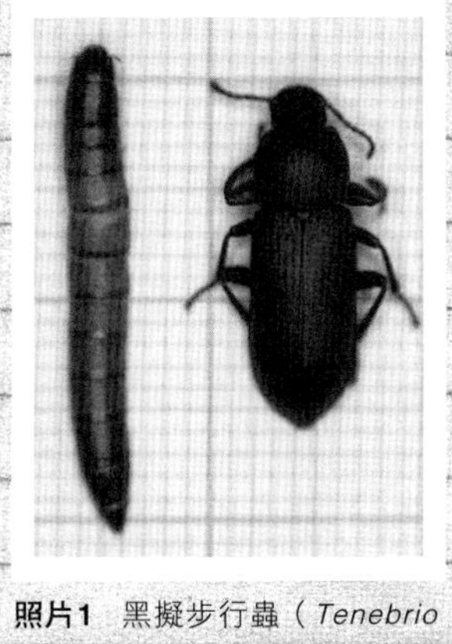

照片1 黑擬步行蟲（*Tenebrio obscurus* (Fabricius)）的成蟲（右）與幼蟲（左）。

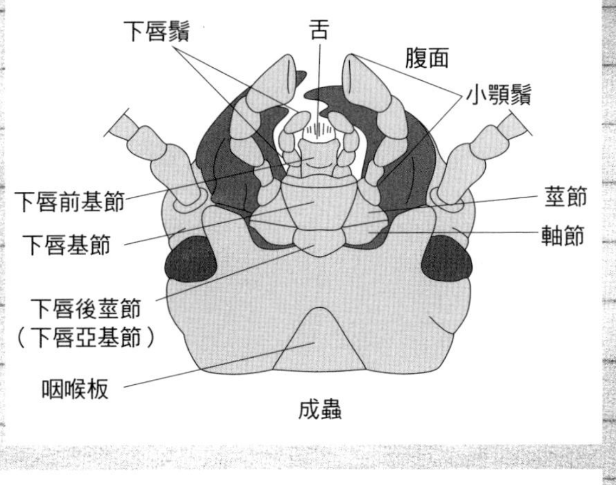

參考圖 黑擬步行蟲的成蟲（上）與幼蟲的頭部腹面（下）（《家屋害虫事典》，1995）。

般的粗兩倍以上。從水管上的老鼠噬咬痕跡來看，這裡以前是老鼠窩。但是，老鼠為什麼會在這裡築窩呢？還有，怎麼會孳生黑擬步行蟲呢？

另一處案發現場是蕎麥粉工廠，水泥地板上另架了約有十公分高的厚木板地板。社長解釋，他不希望員工長時間站在水泥地板上勞動而操壞身體，所以架高鋪設了木地板。不過，社長的貼心似乎造成反效果。

湊近工廠地板一瞧，發現木板受到機械震動影響，已經老朽而扭曲變形，用來固定機械設備的材料周圍也出現縫隙。實在匪夷所思。

◎蟲蟲檔案：源自歐洲、愛吃穀粉的蟲

黑擬步行蟲（*Tenebrio obscurus* (Fabricius)）的原生地是歐洲，十分耐寒，是分布於日本全國及世界各地的常見昆蟲。成蟲的體長約十四到十八公釐，呈黑褐色，不具光澤（照片1右）。腹面略帶紅色，上翅有小刻點溝紋，觸角前端部分較寬。

幼蟲呈細長圓柱狀，可長到三十公釐，背面為褐色，尾端有一對突起（照片1左）。

成蟲出現於春季至初夏時節，可生存二到三個月。雌性成蟲在這段期間可產下二百八十到五百顆卵，卵期約四到十四天。幼蟲在自然條件下，三百天裡會經過十四次蛻皮而化蛹。

此外，在氣溫攝氏二十度到二十五度的飼育條件下，幼蟲期約一百到一百四十天、蛹期約七到二十四天。通常一年只有一世代，但是在不同的餌食、氣溫等條件下，幼蟲期有時會長達兩年。

黑擬步行蟲是常見於各地倉庫或精米所、製粉工廠的「害蟲」。較少對穀類本身造成蟲害，主要是啃食穀粉。雜食性強也是其特徵，還會吃乾燥的雞糞，連雞糞裡的蒼蠅幼蟲也照吃不誤。

◎孳生源就在腳下

當我詢問製粉工廠的負責人，平時如何清掃工廠？結果每一項目都達到合格標準。換句話說，他們是用掃帚及抹布清理現場，然而長年累月下來，難免會把地上的粉末、塑膠袋或橡皮筋、紙屑等適合老鼠築窩的材料，一點一點掃進水槽下方與地面之間的細縫裡。再加上給水排水管路結露滴水，適度的濕氣便成了最適合黑擬步行蟲孳生及繁殖的環境。

另一處案發現場是蕎麥粉工廠，孳生蟲子的原因與上述情況類似。工廠內部的清掃工作同樣不馬虎，但是從架高的木地板縫隙裡一點一點掉下來的蕎麥粉，長期以來在水泥地上聚沙成塔，黑擬步行蟲才會聚在這裡。

一心為員工著想的社長始終難以理解眼前的狀況，我只好拆除木地板，讓他親眼瞧瞧黑擬步行蟲的孳生源。結果發現裡頭滿是蕎麥穀粒的空殼、粉末堆以及活生生的黑擬步行蟲的成蟲與幼蟲、甚至還有蟲屍與蛻殼。即便已是二十多年前的往事，社長臉上的表情至今仍在腦海中揮之不去。

◎說是害蟲，但其實是地球上的清道夫

造成製粉工廠及蕎麥粉工廠莫大困擾的黑擬步行蟲，若站在牠們的立場來看，只不過是在自然生態體系中扮演清道夫（scavenger）的角色罷了。在生態系中屬於自然的「益」蟲，在工廠裡成了人類眼中的「害」蟲。不禁讓人深深感慨，損益實際上僅一線之隔。

無論如何，它們對我來說絕對是「財蟲」，在案發現場找到黑擬步行蟲的孳生源後，我盡可能以最快速度用藥劑清理現場，離開之前也對廠方再三強調，務必定時清掃地板下方、封住任何縫隙或者改良現有地板設計。

◎另一種益蟲

常見於製粉工廠的擬步行蟲科還有另一種面貌。它稱為「麵包蟲」（mealworm），也屬於

擬步行蟲科，是小動物們的重要活餌。麵包蟲通常指的是「茶色偽步行蟲」這種擬步行蟲（*Tenebrio molitor* (Linnaeus)）的亮黃色幼蟲（照片2），可長到三十公釐。成蟲為黑褐色，具有光澤，體長約十二到十六公釐。日本的製粉工廠並沒有發現它們的蹤跡，所以不是害蟲，不過動物園及養魚場等地會大量飼育麵包蟲，當成小動物的活餌。這種蟲也不會鑽進零食裡嚇人，其幼蟲期相當長，因此能以餌食的身分對人們有所貢獻。但是對麵包蟲而言，這種狀況究竟是幸還是不幸？儘管事不關己，我也不知該如何回答。

◎類似的案子：主管發現蟲！

某間製粉工廠的產品裡混進了約五到六公釐、有光澤的蛋形黑色蟲子，對方因此委託我調查蟲子的孳生源。根據送來的照片，確認元凶是外米擬步行蟲（*Alphitobius diaperinus* (Panzer)）的成蟲（照片3）。幸好這家製粉工廠是在產品出貨前發現了蟲，當下即停止出貨。多虧品質管理得當，避免了一場大騷動，工廠與外米擬步行蟲也倖免於難。

另外有一次，關東另一間製粉公司的品管人員曾經找我商量：「有客訴向我們反映，產品裡混進了長得像擬穀盜的蟲子，但是顏色、頭部及觸角的形狀卻不一樣。」從他送來的照片顯示，實際上是長首穀盜。問題在於關東的工廠怎麼會出現這種蟲？

◎差一點點呀！發現外米擬步行蟲

幸好廠商在出貨前一刻就發現外米擬步行蟲（*Alphitobius diaperinus* (Panzer)）混進產品裡，這才避免了一場風波。成蟲體長約五點五到六點七公釐，呈黑褐色，具有光澤，複眼分成上下兩部分（狹窄部分的寬度是小眼的三到四倍。照片3）。

老熟幼蟲的體長約十公釐，呈淺褐色、細長圓柱形，腹端呈圓錐形，尖端呈尖銳翹起。至於發育所需期間，在氣溫攝氏三十度的環境下約需五十天、二十五度下約七十五天、二十度約一百二十到二百七十天。

棲息於在精製米及精製麥所等地的粉屑堆積處，很少危害穀類。多孳生於飼料工廠，若是在無窗雞舍，最大問題是越冬時期會有許多幼蟲咬穿並潛藏在珍珠棉（EPE）等隔熱材料裡。此外，外米擬步行蟲是雞白血病（Avian Leukosis）的病毒媒介，必須特別留意。

◎在案發現場被逮個正著的長首穀盜

至於在關東製粉公司裡發現的長首穀盜（*Latheticus oryzae* (Waterhouse)）成蟲體長約二點五到三點零公釐，呈淡黃褐色，觸角比頭部略短，末端五節膨大呈棒狀，最前端第一節較小

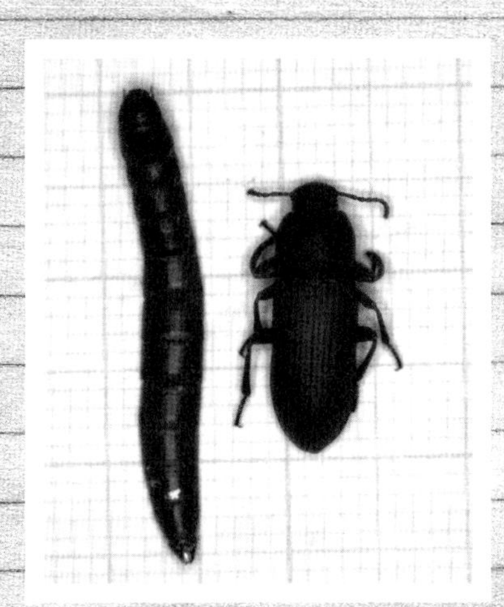

照片2 麵包蟲（*Tenebrio molitor* (Linnaeus)）的成蟲與幼蟲（此為浸泡於酒精的標本，因此體色有所改變）。

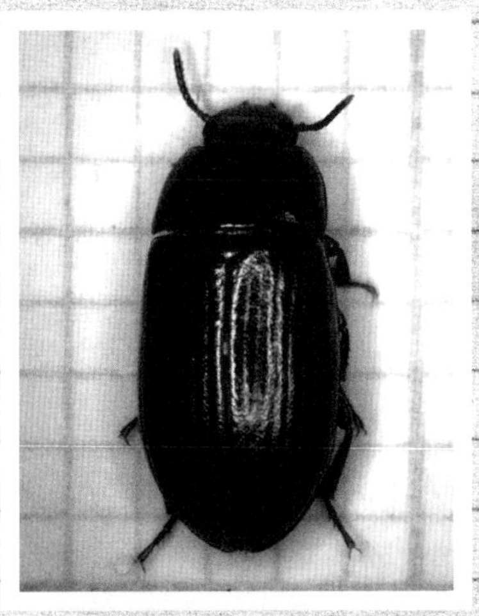

照片3 外米擬步行蟲（*Alphitobius diaperinus* (Panzer)）的成蟲。置於1公釐的方格紙上拍攝。

（照片4）。幼蟲呈棒狀，成熟後可長到五公釐，呈黃褐色。尾端有一對細小突起（照片5），蛹如照片所示（照片6）。喜歡破碎呈粉狀的穀粒（粉）。

長首穀盜屬熱帶性，喜愛高溫，發育所需溫度必須在二十五度以上。最適生育溫度為三十三到三十七度。在溫度三十五度、濕度八十五%的條件下，平均十八到十九天即可從卵發育為成蟲。不耐低溫，氣溫二十度以下無法發育。

在關東十分罕見的長首穀盜，主要分布於關西以西；就世界地理而言，則是廣泛分布於熱帶。基於這種地理分布模式，長首穀盜的孳生源極有可能不在關東的製粉工廠，而是在關西以西地區就混進產品裡，跟著運來關東後才被人發現。

然而，時下環境已然改變。隨著全年無休的店鋪愈開愈多，食品製造商也必須配合全年無休制。當具有熱源的攪拌機驅動裝置不停運轉，或是冷藏設備周遭有粉塵四散堆積，可想而知，自然容易引來長首穀盜這類熱帶性蟲類在此孳生與棲息。東日本往後應該會愈來愈常出現類似案例。解決方案便是加強清掃二十度以上的溫度環境，並且落實定期檢驗。

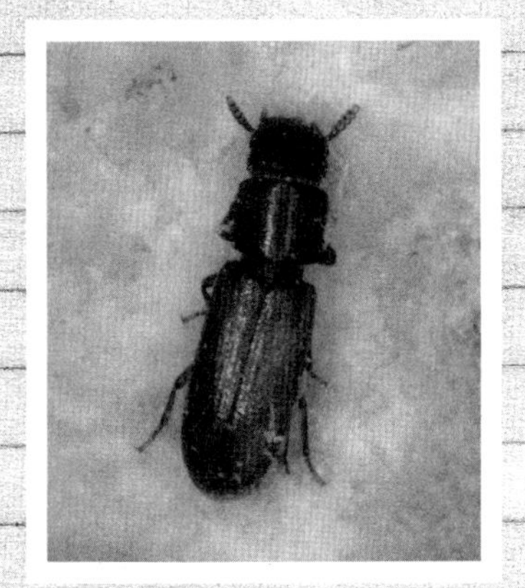

照片4　長首穀盜（*Latheticus oryzae* (Waterhouse)）的成蟲。

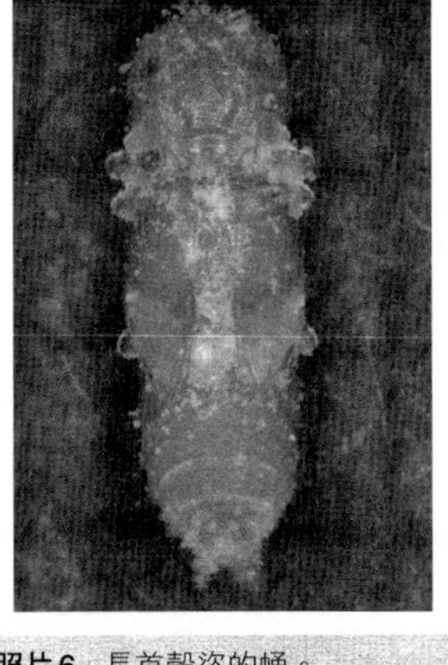

照片6　長首穀盜的蛹。

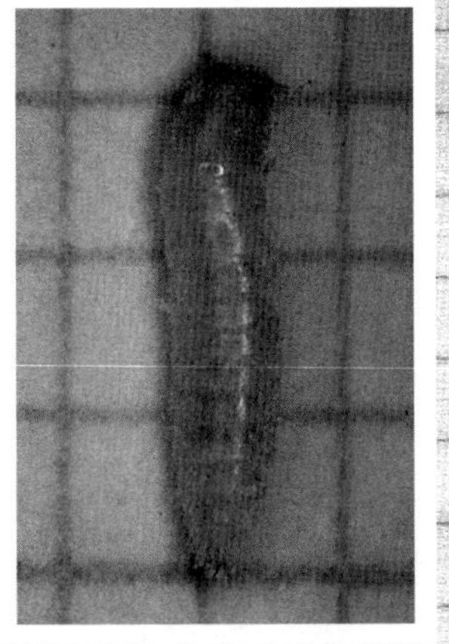

照片5　長首穀盜的幼蟲。置於1公釐的方格紙上拍攝。

◎有用的蟲

前幾天在報紙上看到比利時推出「幼蟲漢堡」的新聞。獲比利時當局正式認可為食品的幼蟲，就是外米擬步行蟲。擬步行蟲的幼蟲「以高蛋白質、高營養價值一躍而成備受矚目的食材」，不僅能製成漢堡，也可當作炸塊或炸肉排的食材。很不錯吧，既是害蟲，也是食材。如今已從「飽食時代」逐漸轉移至「選食時代」，所以外米擬步行蟲也成了「食」的選項之一了。關於箇中滋味，請閱讀本書監修者林博士所著的《蟲子的滋味》（《虫の味》，書腰標語便寫著：「不要視而不見！這是用來吃的昆蟲學！」）。

另外補充一點，對於喜歡昆蟲的「蟲迷」來說，比起瓢蟲，他們更喜愛擬步行蟲的成蟲。而且因為蟲迷會製作標本，擬步行蟲的同類也成了他們的收藏項目。

因此，以各種形式對人們有貢獻的擬步行蟲科，在我的眼裡絕對是「名為害蟲、實為財蟲」。

第十五案

騙得過人眼、逃不過蟲眼

——小露尾甲

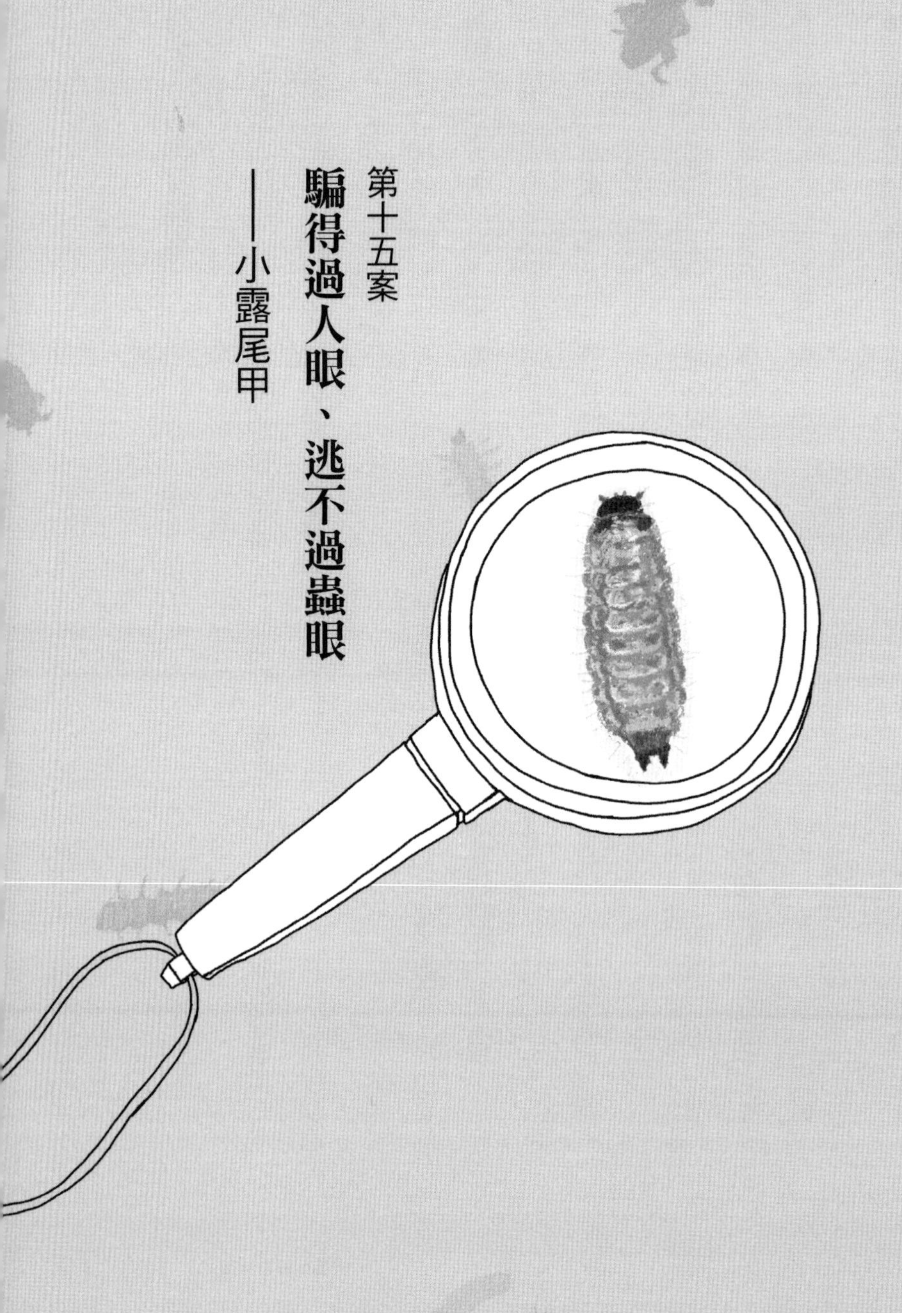

◎第一個案發現場

位於東京不遠處、充滿江戶風情的街道上某間甜點工廠，某天打電話到我的橫濱辦公室來。對方說，用來做甜點的材料麵粉裡混進了有二到三公釐大小的小黑蟲。於是我立刻與製粉公司的承辦人一起前往現場。

調查現場時，的確看到幾隻小黑蟲在昏暗的倉庫裡飛來飛去。我抓了蟲來觀察，發現它的翅膀沒有覆蓋到尾端，正好露出屁股，呈棒狀的觸角也很有特色，毫無疑問是小露尾甲。

接著用小型手電筒查探木棧板下方，看到裡頭到處都是驅鼠業者所設置的滅鼠劑，並且新舊雜陳。由於滅鼠劑的賦形劑裡含有碎米，再加上適度的濕氣，使這裡反而成了最適合小露尾甲的環境。

當我告訴承辦人，真兇是小露尾甲，而且孳生源是滅鼠劑，他一臉「怎麼可能！」的神情，因為滅鼠劑的毒性比殺蟲劑來強強，作夢也沒想到、也無法理解怎麼會因此長蟲子。我接著解釋，具有紅血球的動物與不具紅血球的生物在抗藥性上是有差別的，承辦人這才總算明白是怎麼一回事。

至於處置方式，我立刻告訴對方，不要在滅鼠劑裡放碎米，每個月至少要更換一次毒餌。

同時建議對方馬上徹底清掃倉庫內部，並且消毒殺蟲，往後一定要加強定期清掃。

◎蟲蟲檔案：小露尾甲

小露尾甲（*Carpophilus pilosellus* (Motschulsky)）的成蟲體長約一點八到二點九公釐，呈扁平橢圓形。體色呈暗紅色或黑褐色，整體有光澤，密生細毛。翅鞘顏色略淺且短，前端呈斜切斷狀，腹部末端兩節露出翅膀外（照片1）。

幼蟲呈黃白色，蛆狀，頭部為褐色，尾端有一對突起（照片2）。體長可長到五到六公釐。

小露尾甲原本是以野外的落果等食材為生，是乾燥果實類的常見害蟲。除了果實以外，也愛吃腐壞的米糠。它不會去吃狀態良好的穀物，反倒喜愛碎米粒或麴等發酵或容易發霉的食材，是精米所及精米倉庫裡的主要害蟲。

成蟲的壽命約一百五十到兩百天，雌蟲終其一生可產約八十顆卵，卵期約四到五天，孵化的幼蟲會在米糠裡到處爬，啃食食材並得以成長。成熟幼蟲會鑽進土裡化蛹，約一星期即可羽

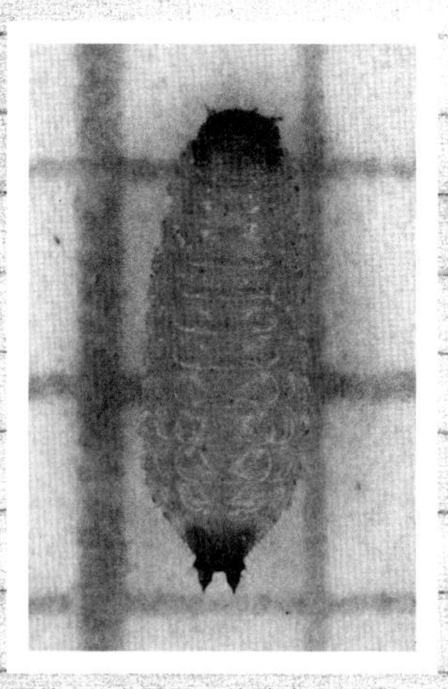

照片1　小露尾甲（*Carpophilus pilosellus* (Motschulsky)）的成蟲。置於1公釐的方格紙上拍攝。

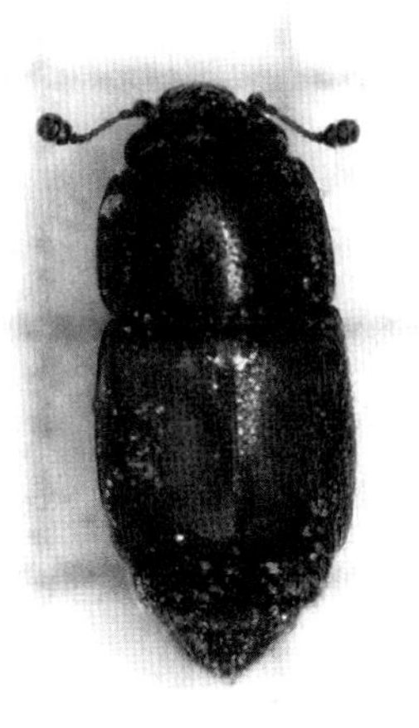

照片2　小露尾甲的幼蟲。

化為成蟲。成蟲的動作極快，常飛行。小露尾甲是全球共通的品種，也分布於日本全國各地。

◎第二個案發現場

下一個案發現場是便當店。對方發現進貨的麵粉裡有小黑蟲，希望我能查出源頭。為了不影響店鋪的生意，我在下午兩點半過後前去造訪，店老闆遞過一個塑膠袋，語帶激動地說：「你看，這就是混進麵粉裡的小黑蟲。」我立刻用放大鏡檢視小黑蟲，確認是小露尾甲。

麵粉是前幾天才開封使用的。今天老闆正往牛皮紙包裝的麵粉袋裡舀麵粉時，不經意看了一下，竟然發現麵粉表面有小黑蟲，嚇得連忙將蟲子撈出來。

老闆說，開封後的麵粉袋只把袋口往內折起來保存，我馬上仔細檢查現場麵粉袋的存放位置，發現廚房用來裝廚餘的塑膠容器邊緣黏了一層乾燥的飯粒，裡頭挖開來看確實有小露尾甲。羽化的蟲極有可能因此侵入開封的麵粉袋。

我指出問題所在後，老闆驚訝地說：「怎麼可能！我作夢也沒想到乾燥的廚餘竟然會長蟲。」同時沮喪地說：「為了避免食物中毒，所有餐點都是加熱過的熟食啊……。」

由於剩飯長期黏在塑膠容器邊緣，如今已積了約兩公分厚，這團乾飯的內部就像麴一樣，成了最適合蟲子生長的孳生源。小露尾甲多孳生於碎米、麴、乾果類等食材，日本另有「室蟲」之稱，自古以來便是用麴類食材釀造所常見的蟲。我告訴老闆，這世上還有專吃乾燥食品的害蟲，請他往後務必將使用的塑膠容器等物品全部清洗乾淨。

◎第三個案發現場

過去曾發生將滅鼠劑留在新宿中式餐廳的天花板裡長達兩年，因此孳生大量擬裸蛛甲，最後從天花板縫隙掉下來的案件（第110頁）。那是我剛入行不久、因過度自信所引起的意外。關於小露尾甲，還有一個地方發生了令人難以理解的案件。

某間製粉公司使用了我自行調配的滅鼠劑，結果引來小露尾甲入侵產品。原因是委託調配滅鼠劑的藥劑公司覺得我指定的賦形劑材料太花成本，因此擅自添加碎米，因而孳生小露尾甲。

由於對方是長年合作的對象，當時我簡直不敢置信，「怎麼會這樣！」我與生物打交道，但並不是所有商務往來都吃這一套啊。騙得過人眼，但是逃不過蟲眼。

幸好迅速解決了問題，當製粉公司了解情況後，彼此雙方仍建立了新的合作關係。然而，這件事對於當時想要擴大公司規模的我而言，無疑是一項警訊，自己是否能避免不可預期的盲點？

「害蟲偵探七大法寶」⑦

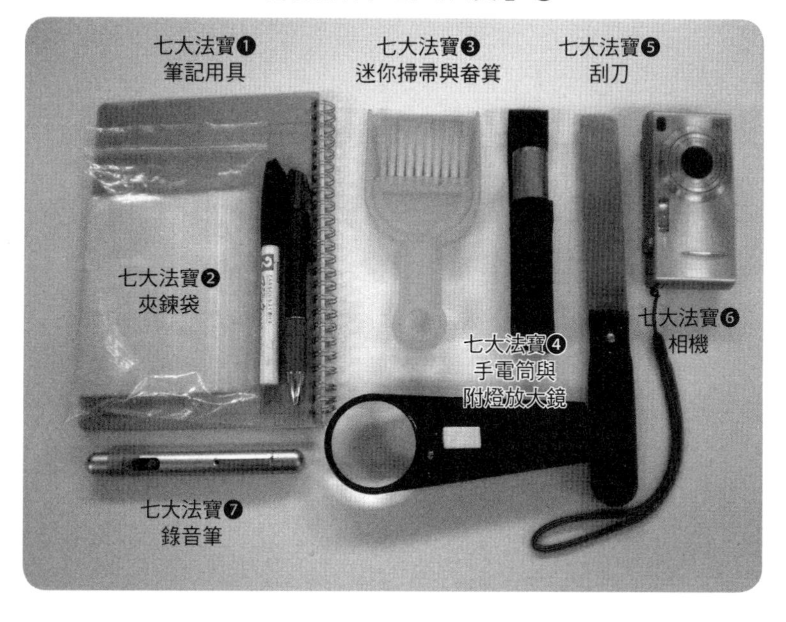

◎錄音筆

用於聽取現場相關人員說明蟲子可能出沒的地點以及設備的正確名稱。報告書裡所提到的地點若是不明確，導致該處情況未獲改善，往後即有可能出現問題。這是一項未雨綢繆、避免節外生枝的工具。

第十六案

發霉的蟲與火藥味的人們

——背圓粉扁蟲

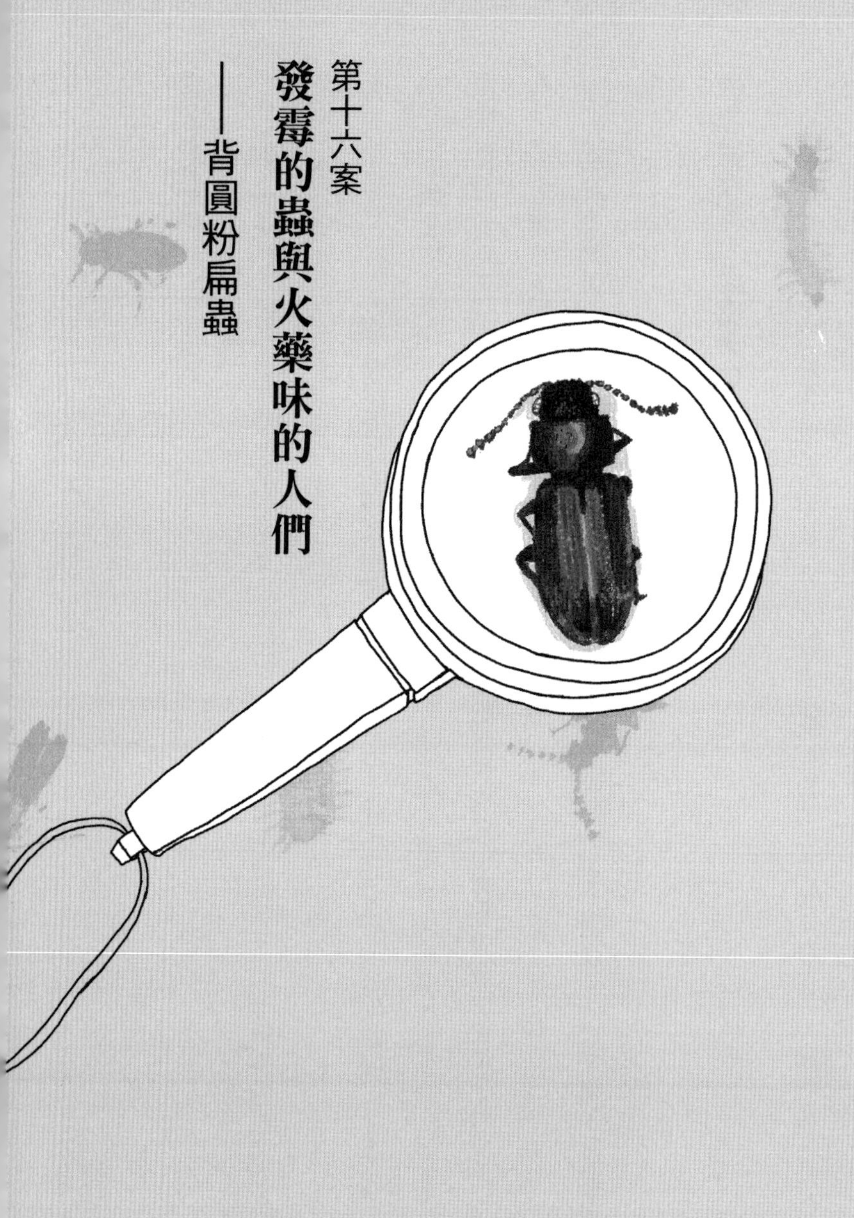

◎案件成立！

某天早晨，居住在埼玉縣A市的朋友O先生打電話到我橫濱的辦公室。他昨晚與遠道而來的友人T先生暢飲到深夜，由於T先生喝得醉醺醺，於是O先生決定讓他留宿自己的新家。深夜回到家後，他趕忙整理好客房的寢具讓友人躺下來休息，好不容易將人都安頓好了之後，便回自己的床上睡覺……。已經睡著的T先生卻突然吵吵嚷嚷，當時O先生進客房詢問，怎知友人搔著自己的禿頂，大聲地比手畫腳說道：「剛剛覺得這邊好像有什麼東西在爬，打開燈一看，屋子裡竟然有紅褐色的小蟲！」

O先生立刻在一大早打電話給建設公司，講半天仍是不得要領，最後只好抓了蟲子跟我聯繫。我馬上趕往O先生家裡查看，確認蟲子是背圓粉扁蟲。

◎蟲蟲檔案：愛吃黴菌的蟲

侵入未充分乾燥的發霉乾香菇、並且在裝載十噸麵粉的槽車裡僅僅發現一隻而引起大騷動的是扁蟲科（Cucujidae）的角胸粉扁蟲（第78頁）；背圓粉扁蟲（*Ahasverus advena* (Waltl)）則屬於細扁蟲科（Silvanidae）。兩者名稱很像，一般也因為扁平的外型而統稱為「扁蟲」。

背圓粉扁蟲的成蟲體長約一點五到二點四公釐，體色呈紅褐色至茶褐色，黃色短毛覆蓋整個身體。纖細的觸角只有前三節膨大呈棒狀。前胸呈方形，前緣兩角呈齒狀突出為本種的特徵（照片1，圖1）。

成蟲的壽命約一百三十五天，雌蟲在這段期間會產下一百到三百顆卵。幼蟲呈灰白色，扁平細長，腹部後半段較粗。具有兩節較長的觸角，五齡幼蟲的體長約四到四點五公釐。

成蟲與幼蟲都會啃食潮濕受損的穀物或油糧種子、落花生、可可豆、椰乾（由椰子的胚乳曬乾而成）等食材，實際上是因為穀物的水分含量高，大多容易長霉，所以可能主要吃的是穀物裡的黴菌。

幼蟲喜愛高溫又潮濕環境，在氣溫攝氏二十七度、濕度八十五%的環境下，可在十九到二十四天內從卵發育為成蟲。據信原產地是北非，但蹤跡已遍及日本與世界各地，尤其以熱帶地區居多。

為什麼剛蓋好的房子會大量孳生背圓粉扁蟲呢？O先生最先懷疑是建設公司的建材有問題，真的是如此嗎？想要進一步釐清答案，就得了解背圓粉扁蟲是以什麼為食。換句話說，要先找出黴菌的孳生源在哪裡。我與O先生談到這一點，他說道：「說到這個，我讓T先生進客房休息時，似乎有聞到一點霉味。」

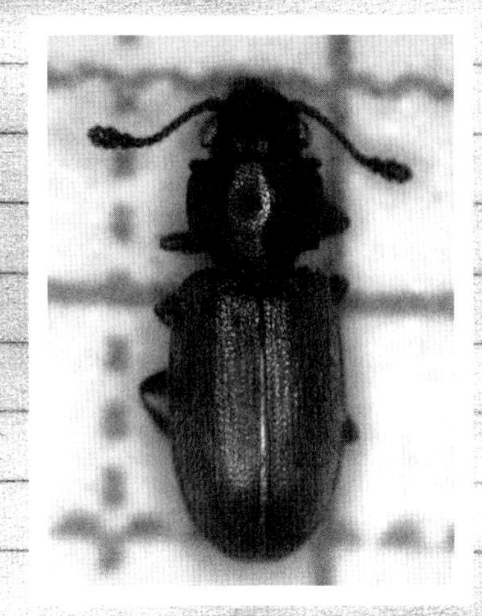

照片1　背圓粉扁蟲（*Ahasverus advena* (Waltl)）的成蟲。
置於1公釐的方格紙上拍攝。

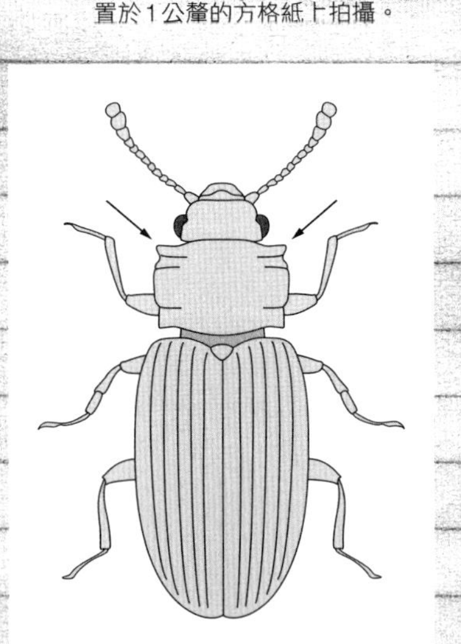

圖1　背圓粉扁蟲的成蟲。前緣兩角如箭頭所指呈齒狀突出（三井英三先生提供）。

案發現場的客房，在新居落成後幾乎沒有打開過窗戶，因此壁紙與榻榻米等處空氣不流通而發霉了。O先生說，他覺得房子是新蓋好的，房間也沒用過，自然沒必要打掃，所以一直置之不理。而他已經搬到新家好幾個月了。

在O先生了解前因後果之後，便立刻打開客房的窗戶加以通風，並且用吸塵器仔細清掃房間（事後也將吸塵器內部清理乾淨），總算解決了這件事情。

近幾年來，一般氣密性住宅的比率愈來愈高，但是在日本高溫多濕的氣候環境下，保持良好通風也是不可或缺的住宅維護方式。

◎人比蟲更麻煩！充滿火藥味的案發現場

關於背圓粉扁蟲，我想起了一件發生在橫濱大黑碼頭倉庫裡、充滿火藥味的案件……。

有一天，發現整間港灣倉庫裡到處都是背圓粉扁蟲飛來飛去。我受貨主A公司委託調查，立刻趕往大黑町的倉庫查看，並在A公司強烈要求下，獲得管理倉庫的B公司同意後以燻蒸方式處理。

但是B公司說，要由他們指定的業者實施燻蒸。既然如此，為什麼不在一開始決定燻蒸處理時跟我說呢？滿腹疑惑的我向B公司詢問，他們說是指定業者堅持這麼做。或許是關係到平時的利益往來吧，我也不再繼續追究，便將燻蒸作業交給B公司的指定業者處理。

為了避免氣體在燻蒸過程中跑掉，我事先覆蓋了大型塑膠布。但指定業者卻故意將它弄破，簡直豈有此理。總之，他是在警告我，不要跟他搶飯碗。可見港灣倉庫的檢疫指定業者多麼不擇手段。

我因此見識到這些人為了搶奪倉庫權益而在背後耍弄政治手段，以及商場猶如治外法權、無法無天的一面，再加上倉庫管理者們全是一群膽小怕事的傢伙，這一切實在令人瞠目結舌。

◎樂見驅蟲業的曙光

將近半世紀以前，我終於下定決心從事與害蟲相關的行業。在那個年代，我的工作內容與倉庫指定業者一樣，主要是驅除老鼠、蟑螂、蒼蠅、白蟻。當時並沒有專門處理侵入麵粉及乾貨的「乾燥食品害蟲類」的同業，自己一個人做也有難度。

不過，日本有一項「食糧管理制度」，也就是由農林水產省底下的食糧廳負責採購小麥，再賣給各家製粉公司。當我知道製粉公司自行採購的小麥不屬於食糧廳的管轄範圍內，未來可能有商務合作的機會時，總算見到了一絲曙光。再加上當時有一家出乎意料之外的公司找上我，更增加了我的信心。

有一天，埼玉某間預拌混凝土工廠打電話來要求驅鼠。當時我心想預拌混凝土工廠怎麼可能會有老鼠，以為是惡作劇而不予理會。結果過了幾天，對方跑來痛罵，嚇得我連忙趕往現場。更令人驚訝的是，預拌混凝土工廠裡竟然有堆積如山的麵粉，如今則是崩塌了下來。原因是堆積麵粉的地方不是水泥地而是泥土地，溝鼠便從地下挖洞，就此落腳。堆放的麵粉也因為遭到鼠害而坍塌。

工廠的承辦人語氣嚴厲地告訴我，要是麵粉堆倒下來時有人在場，「你就是殺人兇手！」即便如此，我還是不明白預拌混凝土跟麵粉有什麼關係？問了承辦人後，才知道當時的預拌混凝土是先倒進水桶狀的容器裡，再吊到高處使用。如果桶子裡只有水泥、砂石和水，就會在吊運途中晃動而灑出來，所以要添加適量具黏性的麵粉。

我本以為麵粉只能做為食料及供應家畜飼料所需，沒想到使用範圍如此廣泛。令人驚訝的是，它也能用於合板、紙箱、防水海底隧道等用途。這讓年輕時候的我得知原委後，便因此下定決心以製粉公司為主要的業務推銷對象。

不過，我本來很討厭蟲子。尤其是毛蟲、芋蟲等蟲類，到現在看了仍是渾身不自在，如果發現櫻花樹下或地瓜田的農路上有大毛蟲，我甚至不敢走過去，寧可繞道避開。別人眼中的麻煩「害蟲」，卻是我的「財蟲」，儘管心裡真的這麼想，但是用放大鏡或顯微鏡觀察微小幼蟲時，當它突然扭過頭來，我還是會忍不住哀嚎。反過來說，我能直覺感受到某個地方藏著自己討厭的東西，對工作來說倒是很有幫助。

第十七案

名稱有情趣，實際很麻煩

——茶立蟲

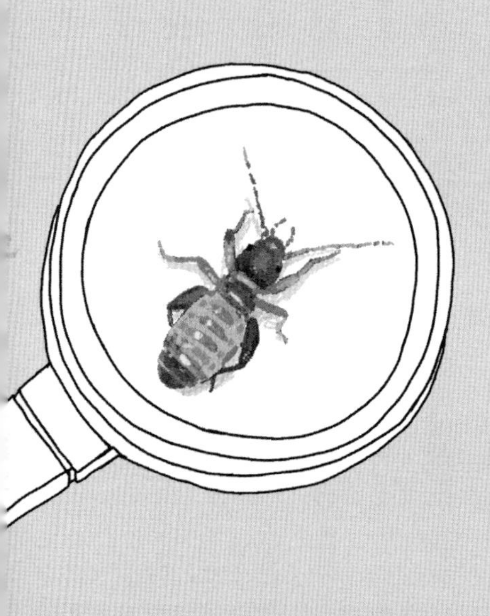

◎時代改變了

食品遭到「異物混入」的客訴，在二十世紀最後一年有增多的趨勢。於此之前，由於媒體報導農作物收成後農藥使用方式及製造物責任法（ＰＬ法）等相關新聞，可以看到人們對於「食的安心、食的安全」的意識也逐漸高漲。但自從西元二〇〇〇年夏天日本發生集體中毒事件後，商家便陸續接獲各種食品遭到異物混入的客訴，同時媒體宛如立下大功般地敲鑼打鼓，食品製造商則處於戒慎恐懼之中，惟恐哪天又出了什麼事。消費者被連日來的相關報導弄得人心惶惶，不禁擔心自己購買的物品有沒有異狀，於是不管三七二十一，有疑慮就全都帶往轄區衛生所要求檢驗。受到媒體競相報導所影響，有的製造商即因為回收大量產品而虧損倒閉。

就在那一年酷暑即將結束的八月下旬，媒體報導了一則關於家庭常用低筋麵粉混有茶立蟲（譯註：Psocoptera，嚙蟲目。俗稱書蝨、米蝨，包括室內的書蝨及野外的樹蝨）的新聞。

◎媒體報導與害蟲偵探的個人看法

根據新聞報導，出問題的是兩包「七百五十公克裝低筋麵粉」。一個是購於二月、賞味期限到八月中旬；另一個則是購於六月。據說兩包麵粉裡都有幾十隻茶立蟲，消費者因此提報衛生所。

看了這篇報導，體長僅一公釐左右的食菌性小蟲子，確實有可能侵入一般家用的麵粉袋裡。其中一個原因是日本高溫多濕，再加上近年來的住宅氣密功能強，容易累積濕氣，許多家庭裡的食品儲藏庫因此陰暗潮濕、容易發霉。

另一個原因是麵粉袋，裝袋後若是沒有抽掉空氣，包裝的體積就會過大而影響裝箱及搬運，所以故意不封口、採用真空包裝。一旦裝有食物（黴菌）的袋子開了口，自然會吸引蟲子鑽進去啃食。

◎蟲蟲檔案：茶立蟲的同類

茶立蟲的同類是體長零點五公釐的小昆蟲，整體來說相當脆弱。以身體比例而言，頭部顯得較大，後腦杓特別膨大。觸角呈長長的絲狀，有十一到五十節不等。口器呈咀嚼式，大多有翅，也有無翅的種類。此蟲沒有蛹期，屬於不完全變態。

成蟲會停在紙糊拉門上，發出猶如日本茶道中點茶的聲音，因此在日本稱為「茶立蟲」。據知幼蟲會成群活動，喜歡潮濕場所。棲息於野外的種類會啃食樹幹及岩石表面等處的藻類、菌類；棲息於屋內的種類則是啃食木材或竹子、榻榻米表面等處所孳生的黴菌。也有的種類屬於孤雌生殖（Parthenogenesis）。

廣泛分布於世界各地，目前有一千七百種，熱帶地區的種類最為繁多。日本已知有六十六種。發生於屋內的主要種類是書蝨科（Liposcelidae）與節嚙蟲科（Trogiidae）。

食害範圍甚廣，除了穀類及儲存加工食品如乾麵、義大利麵、餅乾、奶粉、柴魚乾、魚乾、七味辣椒粉以外，也會啃食動植物標本、書籍上的糨糊、榻榻米與涼席、紙箱、蕎麥殼枕頭等等。

此外，茶立蟲也會隨上述物品移動而拓展分布範圍，由於體型小，可侵入狹小縫隙，容易混入食品及藥品異物。接下來將詳細介紹兩種書蝨科的蟲。

◎蟲蟲檔案：書蝨科的蟲子們

穀粉茶蛀蟲（*Liposcelis bostrychophilus* (Badonnel)）是茶立蟲的同類中極為常見的一種。體長約一到一點三公釐、扁平無翅。體色方面，整個背面為深褐色到深灰色漸層，頭部略帶紅褐色，觸角有十五節，十分細長。複眼有七個小眼，後腳腿節粗壯，整個身體布滿短毛（照片1）。

幼蟲屬於不完全變態，與成蟲同形，呈白色半透明（照片2）。成蟲與幼蟲活動力旺盛，沒有雄蟲，僅有孤雌生殖的雌蟲。成蟲的壽命約六個月，一天可產一到兩顆卵，終其一生可產下一百五十顆卵。在氣溫二十七度、濕度七十%的環境下，從卵發育為成蟲的所需期間，卵期約九天、幼蟲期約十二點五天，期間經過四齡而長為成蟲，產卵前期約需一點二天。

常受害的有米、麵粉、乾麵、餅乾、奶粉及其他加工食品。由於體型小，可從包裝食品的細微縫隙鑽進去，最愛吃的是食品裡孳長的黴菌。分布範圍擴及於日本與世界各地。

至於嗜蟲書蝨（*Liposcelis entomophilus* (Enderlein)）的成蟲（圖1）體長，雌蟲約一點四到一點五公釐，雄蟲約零點九到一點零公釐。身體扁平，具有光澤，胸部及腹部呈淡黃褐色。觸角及腳略帶灰色，複眼為黑色，另有五到八個極小的小眼。腹部背面第三到四節後緣與第六到九節各節前緣有紅褐色的橫條紋，短毛覆蓋整個身體。觸角有十五節，無翅。幼蟲外觀近似成蟲，體色為白色。成蟲與幼蟲均是行動敏捷，性別比率大致相等。

常見於屋內的儲存食品裡，會啃食米、麵條、柴魚乾、麵粉、脫脂奶粉、昆蟲標本等，與穀粉茶蛀蟲同樣以孳生於上述產品的黴菌為主食。這種蟲屬於室內派，鮮少在野外發現其蹤跡。廣泛分布於日本全國及世界各地。

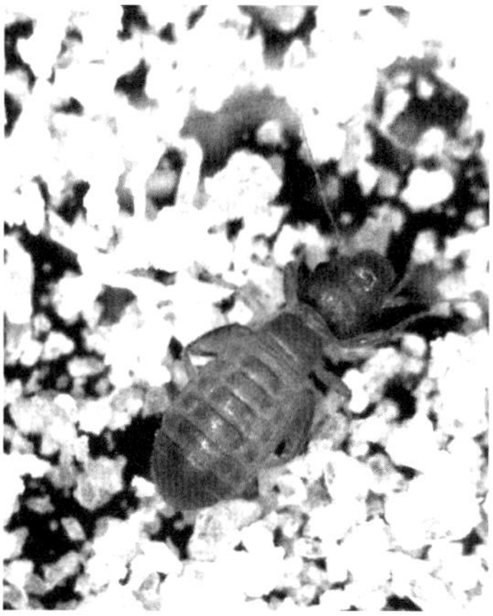

照片1　穀粉茶蛀蟲（*Liposcelis bostrychophilus* (Badonnel)）的成蟲。

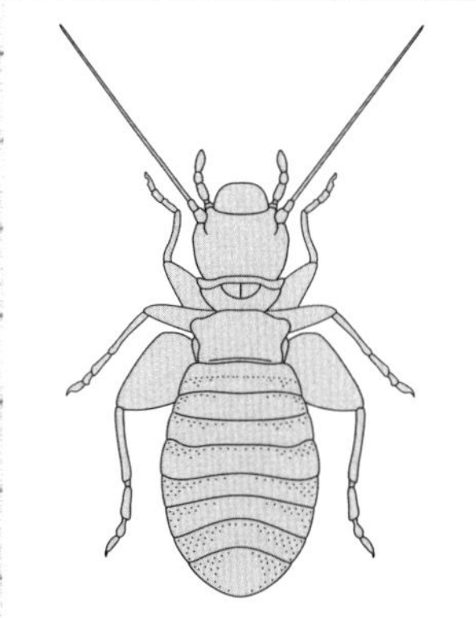

圖1　嗜蟲書蝨（*Liposcelis entomophilus* (Enderlein)）的成蟲（《食品・薬品の混入異物 策》，1984）。

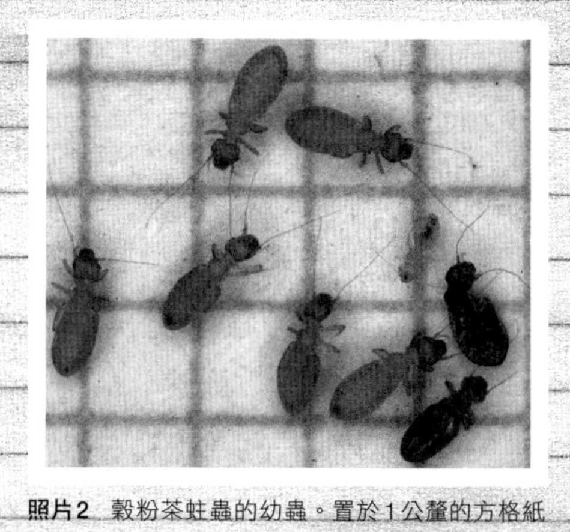

照片2　穀粉茶蛀蟲的幼蟲。置於1公釐的方格紙上拍攝。

◎讓物品發霉的人們

茶立蟲的同類愛吃黴菌。因此，它們極有可能出沒在長霉的地方。製粉公司委託我調查的案件，便是在「顯而易見」的情況下孳生茶立蟲。

埼玉縣某間食品公司進貨的二十五公斤商用麵粉的表層附著一隻體長約一公釐的茶立蟲。即便只有這一隻小蟲子，製粉公司依然遭到許多客訴，要求全面退貨。經過調查的結果，發現是所使用的木棧板發霉，因此才孳生大量茶立蟲。將產品堆放在發霉的木棧板，茶立蟲當然會在搬運過程中附在包裝袋上。

流通倉庫裡的木棧板堆放在戶外任憑雨淋（照片3），由於木材吸滿了水分，會使霉菌大肆生長。

這起案件的解決方式是嚴禁將閒置的木棧板任意堆放在戶外風吹雨打，並且停用潮濕、骯髒、有蜘蛛窩以及破損的棧板，同時建議對方改用塑膠製棧板。此外，我也向對方強調，必須確實做好倉庫裡的排水及防雨措施，避免形成適合茶立蟲生長的潮濕環境。從此以後，似乎沒有再出現類似的問題了。

◎吃了也沒關係

自從新聞報導麵粉裡出現幾十隻茶立蟲後，便促使製粉公司投資大量經費以改善設備。廠商將以往的真空包裝袋改成夾鏈式包裝袋，往後再也沒有引發類似的騷動了。

最近茶立蟲又成了備受關注的室內過敏原，從這一點來看，製粉公司採取的行動算是「改善」情況嗎？不過，根據一項攝食實驗顯示，實際食用茶立蟲並不會對人體造成影響。

這項實驗是由勇氣十足的成人，連續三天中餐都食用摻有一千二百五十隻穀粉茶蛀蟲的酥炸天婦羅，並且確認身體狀況毫無異樣（二〇〇七，渡部玄等）。實驗結果發表後，研究小組每位成員便製作了摻有一百隻穀粉茶蛀蟲的巧克力蛋糕來吃。

儘管覺得沒必要故意這樣吃，但是我自己是吃混有玉米蟲的米長大的，對於吃蟲一事不足為奇。我每每不禁感慨，姑且不論這種小小蟲子大量混入的情形，如果只有不到幾隻，反而證明了那是「吃了安心、吃了安全」的食材啊。

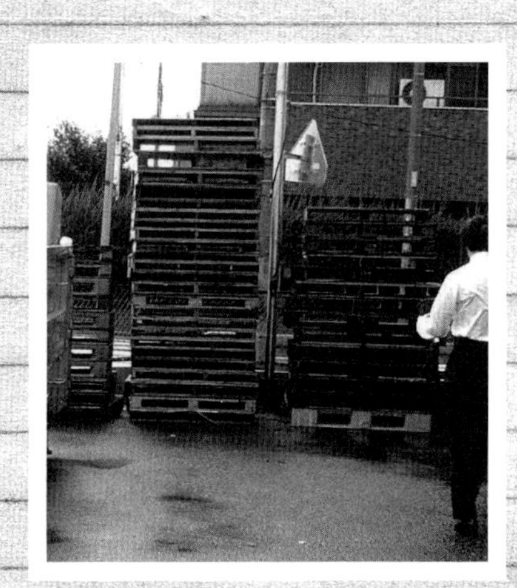

照片3　任憑雨淋的木棧板。

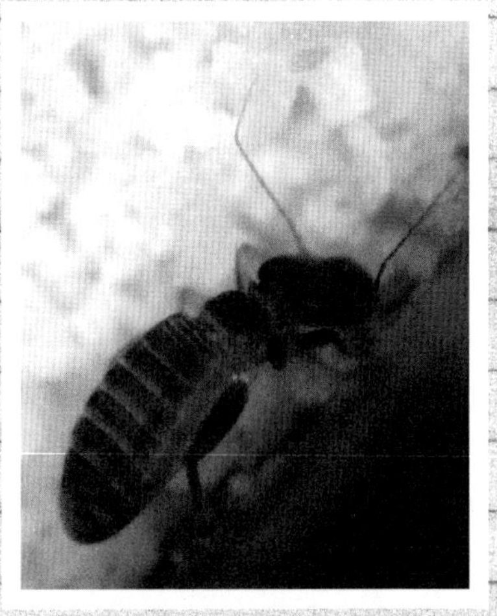

照片4　穀粉茶蛀蟲的側面。

第十八案

麵包店的蟲

——衣魚科

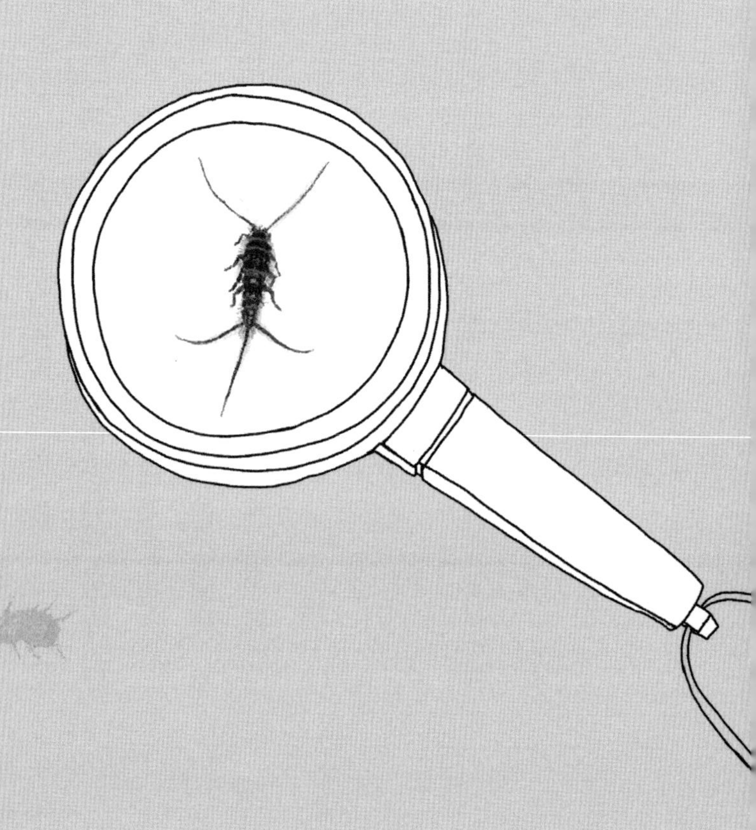

◎案件成立！

辦公的室電話再度響起。對方是一位男性，在他報上製粉公司的名稱及自己的姓名後，我才驚覺這竟然是日本家喻戶曉的品牌。只聞對方以不可置信地口吻說起來龍去脈。

他說，常見於書本或衣物上的蟲，竟然不時混進澀谷麵包店裡的麵包。經過多番調查，確認是衣魚的同類，但是不明白從哪裡混進來。接下案子的我立刻和他一起前往澀谷的麵包店。

店鋪的生意似乎不錯，顧客絡繹不絕，每天早上一開門便忙個不停。儘管忙得團團轉，老闆依然親切招呼，把有問題的麵包拿給我看。一看之下，確實是在歐美稱為「麵包店的蟲」的斑衣魚（照片1、圖1）。

◎蟲蟲檔案：衣魚的同類

衣魚科是昆蟲中最原始的其中一個族群，幼蟲的體表沒有鱗片，但是會隨著成長而長出鱗片覆蓋身體，具有長長的觸角，尾端有一條尾鬚、一對尾毛（照片2）。口器為適於穿刺的暴牙型結構。全世界有兩百多種，日本據知有五屬七種。

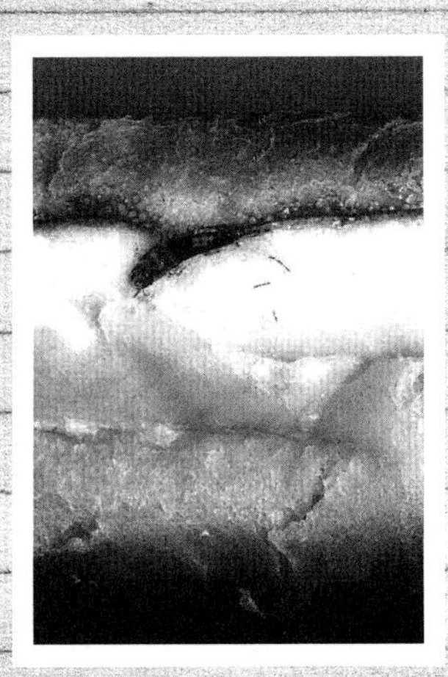

照片1　混進餐包裡的「麵包店的蟲」，斑衣魚（*Thermobia domestica* (Packard)）。

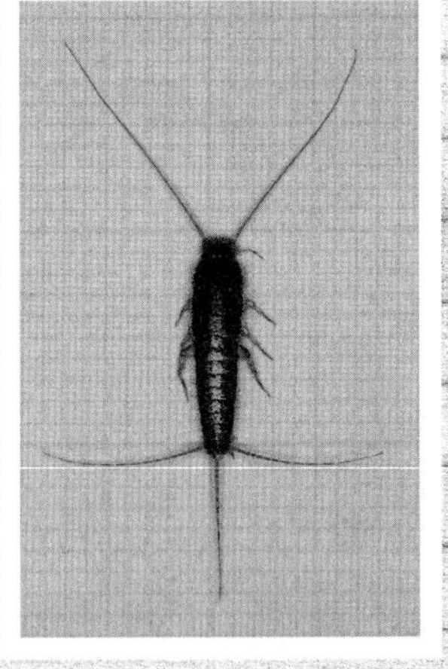

照片2　普通衣魚（*Lepisma saccharina* (Linnaeus)）的成蟲。置於1公釐的方格紙上拍攝。

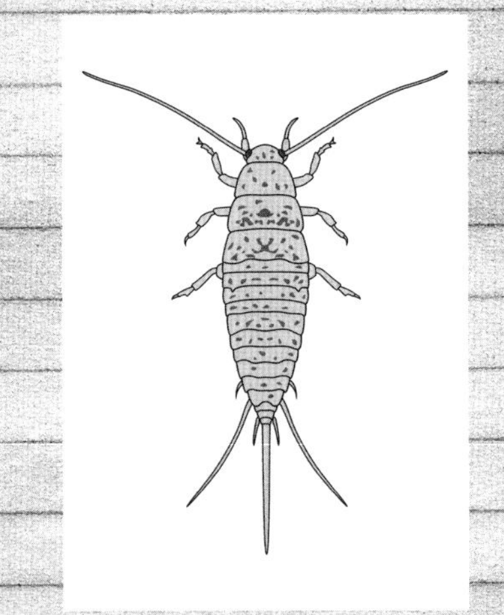

圖1　斑衣魚的成蟲（三井英三先生提供）。

衣魚科大多棲息於野外的樹皮、朽木、落葉等處下方以及洞穴、螞蟻或白蟻的巢穴裡，以腐敗食物為食。其特徵為行動迅速敏捷。部分種類棲息於房屋內部，自古以來即是書籍或掛軸、壁紙等的常見害蟲。

有些種類的蟲在歐美更是會大舉肆虐食品、尤其是以入侵廚房裡的垃圾而聞名。所有衣魚科都喜歡陰暗處，屬於夜行性。在日本以「害蟲」之姿備受關注的有三種，絨毛衣魚、普通衣魚以及麵包店裡的蟲——斑衣魚。

◎蟲蟲檔案：三種衣魚

日本稱為「大和紙魚」的絨毛衣魚（*Ctenolepisma villosa* (Fabricius)）體長約十公釐。身上覆有深灰色的鱗片，呈銀色光澤。觸角約為體長的三分之二，有羽狀體毛，於各節近背面後緣處呈櫛狀並生。一年發生三到四次，壽命約七到八年。溫暖時期可產卵數次，期間約十天至兩個月不等。十分耐飢餓，絕食狀態下可生存一年以上。專吃書籍、掛軸、壁紙、衣物上的澱粉、麵粉及麵包等。分布於日本、中國、台灣、印尼、印度等亞洲地區。

日本稱為「西洋紙魚」的普通衣魚（*Lepisma saccharina* (Linnaeus)）在英語圈叫作「silver fish」。成蟲體長約十公釐，與絨毛衣魚相似，但觸角約為體長的二分之一到四分之三，尾鬚及尾毛長度大致相等，約為腹部長度的二分之一。體毛樣式單純，沒有絨毛衣魚那樣獨特的櫛狀體毛（照片2）。

普通衣魚屬於日本的外來種。隨人類生活形式的改變，如今都市地區的絨毛衣魚逐漸減少，以普通衣魚佔優勢。普通衣魚不耐乾燥，喜歡濕度七十五到九十五%、溫度攝氏二十一到二十七度的環境。卵期為四十五到六十天不等，幼蟲經過四次褪皮後即發育為成蟲，一世代需歷時一年以上。分布於全世界。

斑衣魚（*Thermobia domestica* (Packard)）的體長約九到十一公釐，身上覆有灰褐色與黑褐色的斑駁鱗片，第十腹節呈扁平三角形。斑衣魚是麵包店的重要害蟲，棲息於烤箱、鍋爐室、暖氣設備、有熱氣的屋子、暖爐、溫暖的天花板內側等溫暖場所。最適生育溫度高達驚人的三十七到三十九度，只要在三十二度以上即可活動。

愛吃砂糖與乾燥肉類、澱粉等食材，是著名的廚房害蟲。隨著商業物流範圍擴展，目前已散布於世界各地的溫帶與熱帶地區。

◎以蟲眼看案發現場

發生蟲害案件的麵包店，廚房因為生意興隆而顯得雜亂，只見烤箱周圍堆放了各種器材，各類機器也滿是粉塵。而這些器材的下方，便成了最適合斑衣蟲繁殖的源頭。除此之外，我也找到了菸甲蟲等蟲的屍骸。

我向老闆說明蟲子的特性及發生情況後，他表示會立刻將廚房清掃乾淨，我則是強調一定要保持清潔。後來有機會遇到老闆，一問之下，他說從那之後便關店兩天，將店鋪徹底清潔乾淨，並且按照我所說的保持環境清潔。回想老闆當時對我說的話，證明了我在工作上的態度是正確的。

店長說道：「因為你不顧弄髒西裝也要替我們店裡查出原因，我也不能辜負你的心意，所以關店兩天徹底打掃乾淨。」我並不是想要吹噓自己的功勞，這一切不過是自然而然的舉動，但是經由麵包店老闆的一番話，我才確信自己的作法是對的，也因此令我印象更深刻。

這也讓人不禁想起我剛入行時所接的另一起義大利麵工廠的衣魚科蟲害案件，也讓我決心以「蟲眼」觀察現場。

◎歪打正著的解謎

我才剛處理完千葉縣某間義大利麵工廠委託的殺蟲作業，隔天又接到電話說：「有一大堆衣魚從天花板掉下來！」這下我便立刻趕往工廠確認情況，的確看到大量衣魚從天花板掉落，當時經驗與知識尚淺的我不由得感到驚慌，腦袋一片空白。不過，我很清楚，若是在這節骨眼落跑，就會嚴重打擊到自己的商譽。當時的我只得拚命讓自己冷靜下來，馬上聽聽工廠諸位承辦人員的說法，試著找出其中原因。

首先調查天花板，工廠使用的材質是稱為「TRIZOL板」的木絲水泥板（木材削成二十公分左右的木片稱為木絲，將吸滿水分的木絲與水泥拌勻加壓形成板材）。隔熱、吸溫、防火性能極佳，是廣泛用於牆體、裝潢的建材，其構造設計可將工廠室內的熱氣及水蒸氣自然排出屋外。我仔細觀察了建材本身以及現場情況，仍是一無所獲。

接著查看工廠外圍環境。就在此時，我發現隔壁飼料工廠的原料粉末隨著送風機（通風設備）的排氣，四散飄落在義大利麵工廠的屋頂上。長期堆積在天花板內側的飼料原料加上排放出來的熱氣及水蒸氣，頓時成了喜愛高溫的普通衣魚最適合的棲息場所。若是置之不理，可能會引發更嚴重的情況。義大利麵工廠當然滿心感謝我，完全沒有提到前一天的殺蟲作業疏失。

這是歪打正著的結果，到了現場自然要仔細觀察眼前的環境，只要符合棲息條件，即便該處是超乎一般認知的場所，同樣會成為乾燥食品害蟲的孳生源。這起案件讓我深刻體會到，最重要的是以「蟲眼」觀察周遭環境。時至今日，我仍然感謝衣魚。

第十九案

潛藏在辣椒裡的蟲

——菸甲蟲

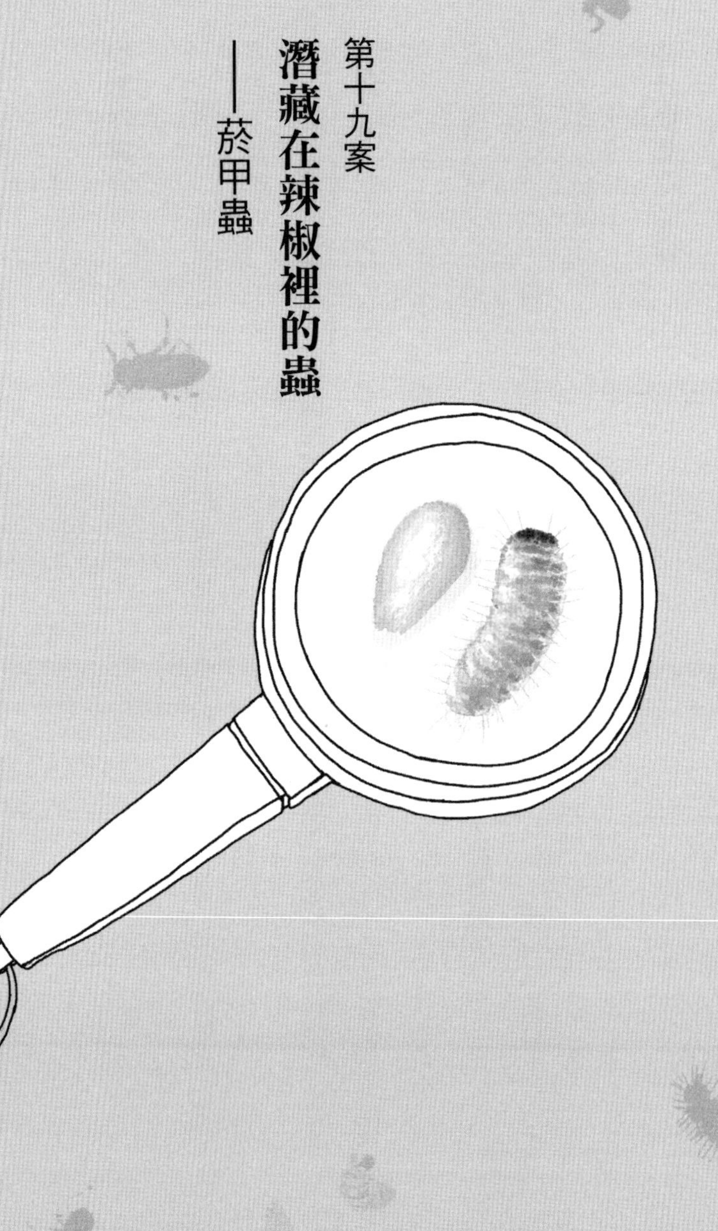

◎案件成立！

有一天，東京都內某間食品公司打電話到我的橫濱辦公室。電話另一頭是位男性，報上姓名後，語帶急促滔滔不絕地說起原委。

「我之前把法國某家公司的辣椒樣本帶回去，對，就是一般常見的鮮紅色辣椒粉。當我正要把手掌大小的瓶子打開來，可是一轉開瓶蓋，竟然發現一隻紅褐色的小圓蟲差點要飛出來。我嚇了一跳，仔細一看，裡面也有白色月牙形狀的毛蟲。嗚哇——有夠恐怖！我後來小心的把蓋子裝回去了。公司說，要知道這是什麼蟲子才能處理……。能不能請您查一下？」

辣椒裡有蟲子。雖然聽說過這類案例，倒是沒有親眼看過。於是，我請他連瓶子一起送過來，著手展開調查。

◎什麼都吃的蟲

當我檢驗送來的瓶裝辣椒粉，確認裡頭有七隻菸甲蟲（*Lasioderma serricorne* (Fabricius)）的成蟲與八隻成熟幼蟲（照片1、2）。其中也有隨著成長遺留下來的蛻殼及大量糞塊。

辣椒從製造日期算起已過了兩個月，菸甲蟲的生命週期通常是四十到五十天。在乾燥菸葉

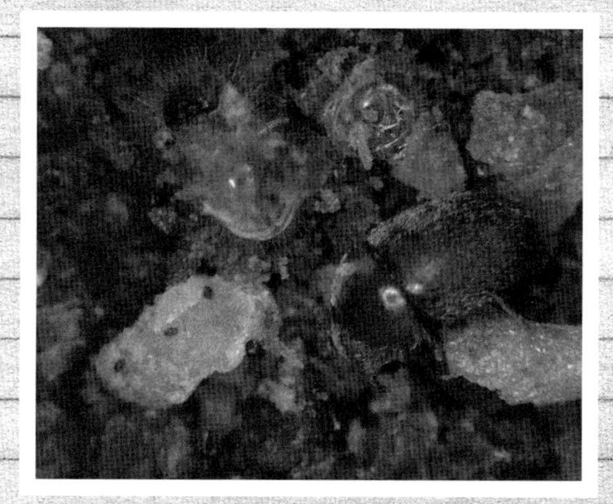

照片1　在辣椒粉裡悠然成長的菸甲蟲（*Lasioderma serricorne* (Fabricius)）成蟲。

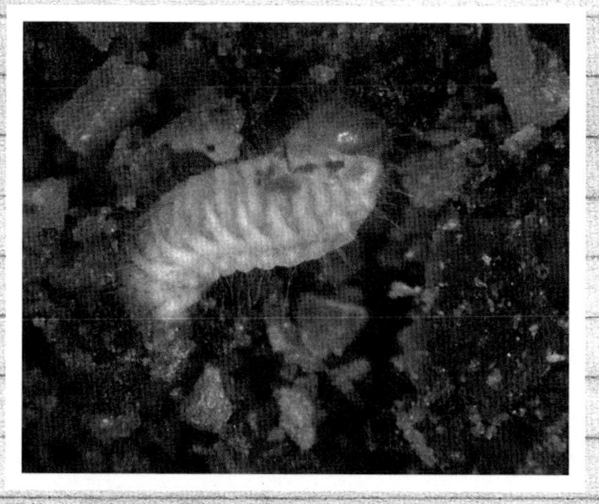

照片2　舒舒服服待在辣椒粉裡的菸甲蟲成熟幼蟲。

裡可存活長達九十天，因此，蟲子可能是潛進密封的辣椒粉瓶子裡，在裡頭住了六十天吧。

生命週期的長短差異，與周遭環境提供的養分有關。菸葉因為是葉子，缺乏幼蟲生育所需的必須營養來源，所以要比正常情況多花兩倍天數才能成長。就這一點研判，辣椒是種子，所含的養分較葉子多，才能使蟲子在六十天內長成。

不管怎麼說，儘管曾聽過辣椒遭到菸甲蟲入侵的案例，但直到自己親眼目睹，才確實嚇了一跳。

◎精力無比旺盛的蟲

解決這起案件後，國內某間研究機構希望我能將產自國外的蟲子讓給他們。我便將產自法國、藏在辣椒粉裡引起騷動的菸甲蟲幼蟲送過去。

研究機構的承辦人表示，相較於以玉米粉飼育的菸甲蟲，吃辣椒生長的蟲活動力旺盛得驚人。不知道是不是受到辛辣成分的辣椒素（Capsaicin）所影響。

總而言之，藏在辣椒粉裡的菸甲蟲，孳生源應該是法國工廠儲存辣椒粉的開放式設備，才

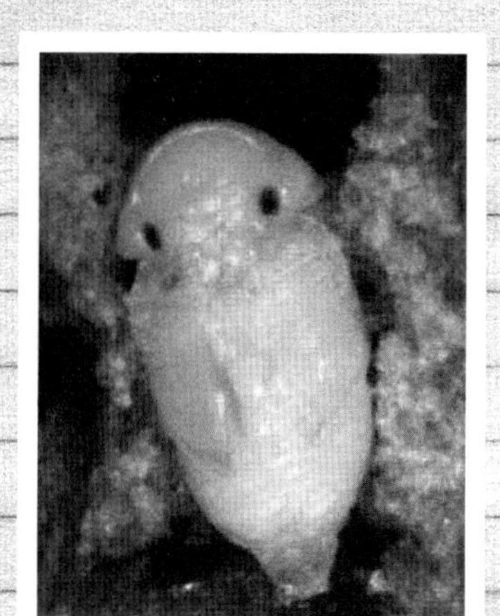

照片3 菸甲蟲的蛹。

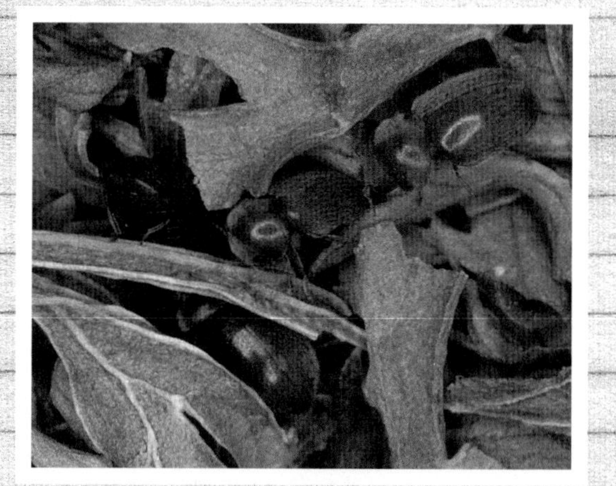

照片4 竟然在這裡也有！在冷凍乾燥的荷蘭芹裡發現菸甲蟲。

會引來菸甲蟲在此產卵，接著被裝在瓶子裡。

都市型害蟲中最頑強的菸甲蟲，如今已成了躍升世界舞台的跨國巨星（參考照片3與4）。

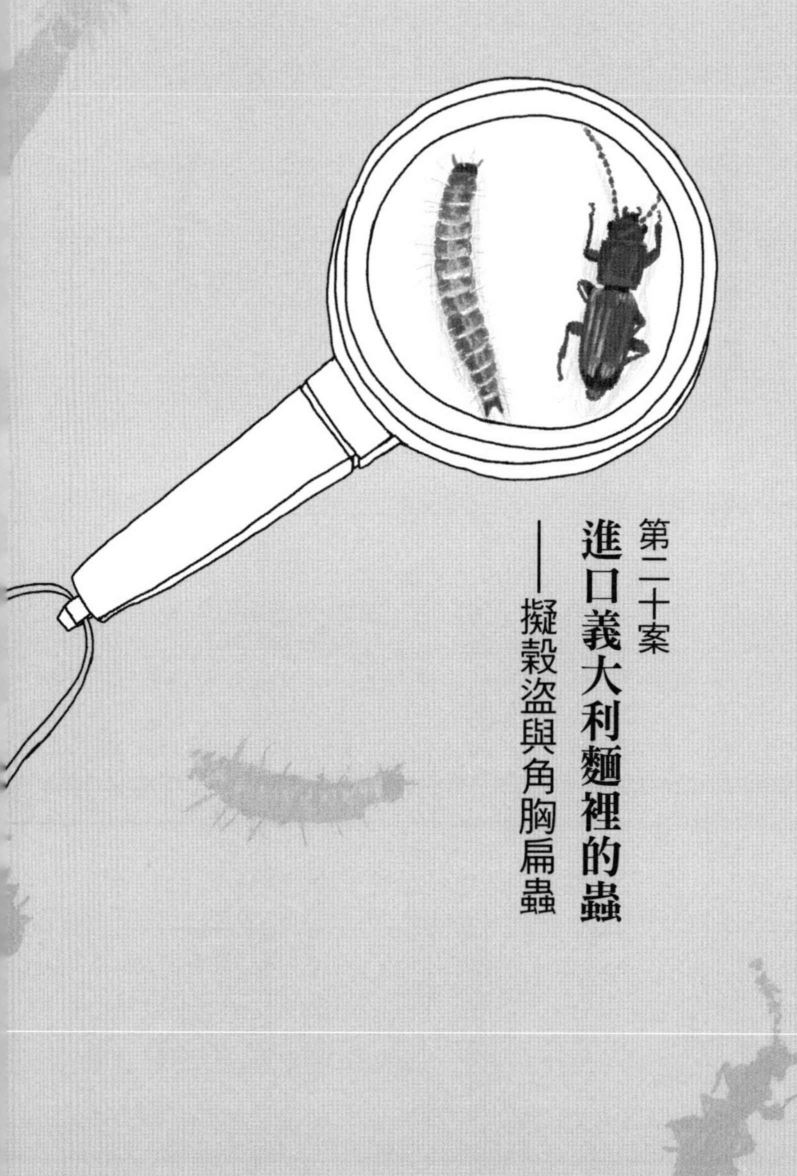

第二十案

進口義大利麵裡的蟲

——擬穀盜與角胸扁蟲

◎案件成立！

有一天，橫濱辦公室的電話響了起來。接聽之後，電話另一頭是位男性，他隨即報上了進口食品公司的名稱及自己的姓名，在此暫稱為F先生。一劈頭便以慌亂急促的語氣說起事情原委。

「敝公司從義大利進口的義大利麵裡有蟲。大的蟲子體長約四公釐、小的約二公釐。兩種都是紅褐色，看起來像是一對親子。我們想請您調查一下，這是什麼蟲？到底是從哪裡混進義大利麵？」

我請F先生將有問題的義大利麵送過來，必須先查清楚是哪一種蟲子，才能決定如何處理。

◎疑點：親子蟲？

檢驗送來的義大利麵時，發現大蟲子是擬穀盜（圖1）、小蟲子是角胸扁蟲（第67頁）。前者是在手打烏龍麵店地板下大量孳生的蟲，後者是藏在受潮的乾香菇裡的蟲。

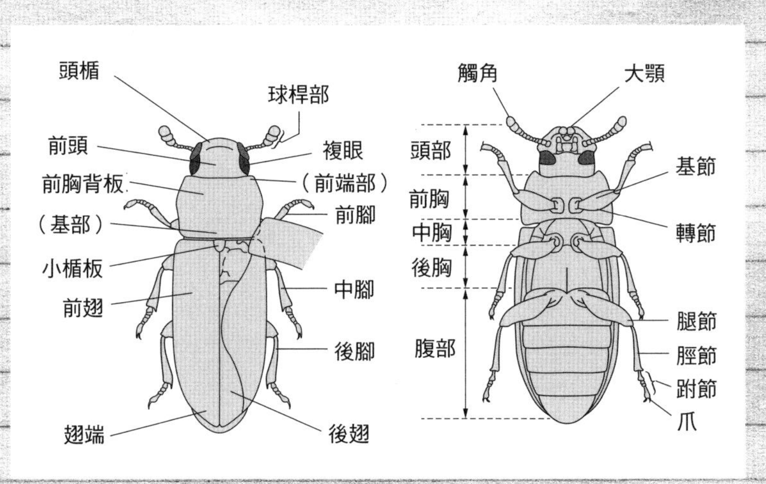

圖1　擬穀盜（*Tribolium castaneum* (Herbst)）的成蟲背面（左）與腹面（右）（《食品・品の混入異物 策》，1984）。

換句話說，F先生的研判是錯誤的，那並不是親子蟲，而是兩種不同的蟲侵入義大利麵裡。我必須向F先生解釋，這兩種都是完全變態的蟲，是從幼蟲化蛹而成蟲，小蟲並不是看起來體型小，就可以認定是大蟲子的下一代。

◎解謎：蟲子是從哪裡混進去？

查出混進義大利麵的是哪一種蟲後，接著必須釐清蟲子是從哪裡來、要往哪裡去？過了幾天，我鉅細靡遺檢查了包裝工廠、倉庫以及入庫時的貨櫃。

包裝工廠及倉庫並沒有找到擬穀盜與角胸扁蟲的線索，而用來運送的貨櫃在外觀上也沒有異樣。納悶之餘，我打開貨櫃檢查內部，發現裡頭有破損的紙箱、以及表面上沾有粉末的箱子。接著更在貨櫃門周遭找到橡膠墊圈劣化所造成的受潮痕跡。至此總算掌握了線索，我又仔細檢查貨櫃裡面，發覺並沒有清掃得十分仔細，同時也再次找到幾處引來蟲子入侵的環境。

擬穀盜與角胸扁蟲並不會直接啃噬義大利麵等固體物質。它們是玉米象等一次性害蟲啃食穀類之後、再來撿剩的二次性害蟲，同時也屬於食菌性昆蟲；從這一點來看，貨櫃門周圍受潮所形成的潮濕環境相當可疑，黴菌的孢子也許便由此孳生。

◎有蟲的義大利麵到哪去了？

我向F先生表示，由於貨櫃運送的貨物五花八門，用來裝載食品時，一定要仔細檢修、清掃、維護。好了，我的任務也就此告一段落。

「辛苦您了，非常感謝！」出於一點好奇心，我忍不住問了F先生：「那些義大利麵要怎麼處置啊？」他說，全部都要銷毀。等等這些義大利麵只不過混進了一、兩隻蟲，就要把整批貨全部銷毀，未免太小題大作了吧？我向F先生提議，不是應該培養「愛物惜物的精神」嗎？他回答道：「如果您真的想要這批待銷毀的義大利麵，我可以給您十包或二十包。」但是我也不好意思拿太多，只要了兩包，連日來吃得津津有味。

當美味的義大利麵吃完後，心裡實在後悔得很，當初為什麼不厚著臉皮說「請給我二十包」呢？同樣大快朵頤的家人也在數落我，怎麼不拿二十包回來？

姑且不論孳生大量擬穀盜與角胸扁蟲這類乾燥食品害蟲的食材，僅僅混進幾隻的話，並不會對人體造成問題，只要去除蟲子就能吃吧？

另一方面，蒼蠅或蟑螂等稱為「衛生害蟲」的昆蟲，極有可能傳播病原微生物，其繁殖率遠遠高出乾燥食品害蟲，因此，遭到食害的食材最好不要吃。換句話說，個人認為不應該把兩者全部歸類於「衛生害蟲」而一視同仁，必須要有所區隔才對。

第二十一案

它又回來了
——印度穀蛾

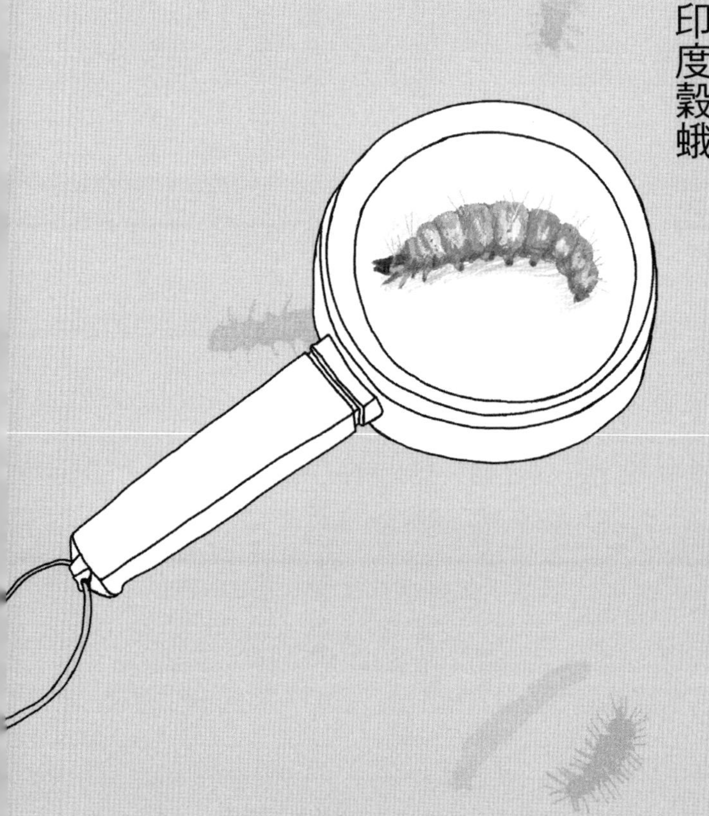

◎案件成立！

住在埼玉縣O市的E先生，在鄰近超市買來的吐司麵包裡發現了「粉蝨」。但是不知道該告訴超市、或者詢問麵包廠商、還是要提報衛生所。幾經猶豫後，E先生決定把有問題的麵包拿到衛生所。

當衛生所聯繫麵包廠商，表示有民眾提交出問題的產品，承辦人接到客訴後立刻打電話到我的橫濱辦公室，問道：「能不能請您馬上跟我到現場去查看呢？」由於事出緊急，我立即動身前往E先生的住處。

◎案主的弄巧成拙

我們與E先生簡單問候，隨即詢問當時發現「粉蝨」的詳細情形。

「昨天晚上，我到常去的超市買吐司麵包，回家後立刻將它放進保存食品用的茶箱（照片1），今天早上才把它拿出來開封。結果發現吐司麵包切片之間竟然長了一堆還活著的粉蝨……。」

因為這是平時常吃的吐司麵包，E先生決定把它送到衛生所。「我覺得至少應該讓製造商知道這件事……。」他把吐司麵包拿給我們看，發現裡頭有七隻印度穀蛾（*Plodia interpunctella* (Hübner)）的幼蟲（照片2）。它就是當初混進巧克力裡最先懷疑的對象、同時也是潛藏在外國香菸裡的那種蟲。

E先生從以前就把印度穀蛾稱為「粉蝨」，因為它會藏在米堆裡、看起來又像粉狀。他擔心蟲子會從老舊餐具櫃的縫隙間鑽進來，平時都用蓋子密閉的茶箱存放食物。

檢查過麵包、也聽了事情原委，為保險起見，我希望能查看一下茶箱。經過E先生同意，我仔細觀察箱子，發現它擺在昏暗的角落裡。箱子裡有乾麵、乾燥義大利麵類、麵粉、即時湯品、紅豆、餅乾、煎餅、海苔、柴魚乾、砂糖、食鹽等，已開封的食品便放進塑膠袋裡收納。這回倒是沒有發現蟲子的孳生源。

但當我再進一步檢視，發覺茶箱裡的前半部分容易形成死角，其中有個塑膠袋裝了吃剩約三分之一的餅乾。我拿出來細細查看，只見塑膠袋內側有蛾類幼蟲綿密的吐絲，袋子上也有幾處穿孔。找到了！這就是印度穀蛾的孳生源。

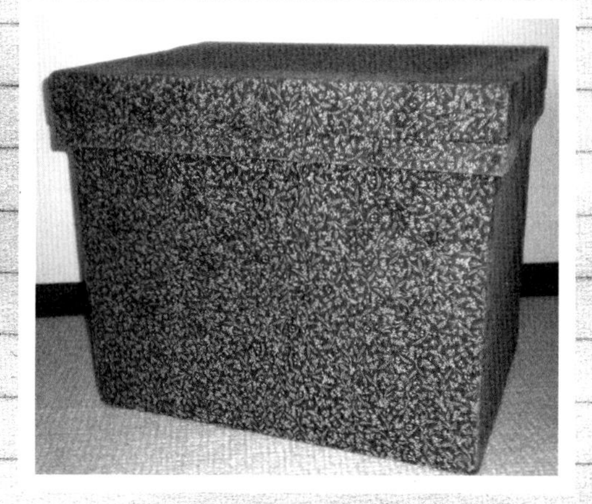

照片1 用來保存食品的茶箱。照理說應該是密閉的……。

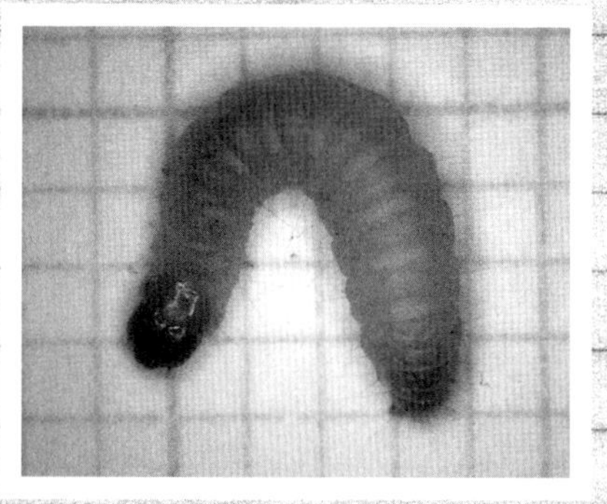

照片2 印度穀蛾的老熟幼蟲。置於1公釐的方格紙上拍攝。

E先生表示，他怕蟲子鑽進去，所以每次開闔茶箱取放食品都很迅速，卻沒注意箱子裡的前半部分容易形成死角。

◎都市型蟲類

當E先生知道自己稱作粉蝨的蟲子實際上是印度穀蛾的幼蟲，再聽到這種幼蟲的大顎（口器）極為發達，不僅能輕易咬穿包裝紙，甚至能把塑膠或麻將牌咬出孔洞時，簡直不敢置信。

離開E先生的家之前，我向他交代：「請把茶箱搬到明亮的場所，一個月至少要檢查一次箱子裡面。」得知吐司麵包的生產線沒有問題後，麵包工廠的承辦人也鬆了一口氣。這次的案件就此告一段落。

然而，有關印度穀蛾的案件，往後還是會層出不窮吧。因為它的分布範圍本來就很廣，反而是隨著人類的生活方式改變，讓它因此成了人類眼中的「害蟲」。由於印度穀蛾頻頻現身，而被冠上了「都市型害蟲」之名，我為了調查其出沒情況而擺放費洛蒙誘蟲盒（Pheromone trap，設置用來捕蟲調查的工具），證實到處都有牠們印度穀蛾的蹤跡。

將食品隨便亂放，印度穀蛾就會在不知不覺間尋味而來，並在食品裡產卵，進而頻頻引發意想不到的客訴案件。

錯的究竟是蟲子還是人類？這倒是個問題。

◎又是它！

某間製粉公司打電話到我的橫濱辦公室，委託我查明印度穀蛾的孳生源。又是牠。進口巧克力裡如果混進蟲子，最先被懷疑的就會是印度穀蛾，因為這種蟲的幼蟲穿孔能力強，不時在日常的都市生活中現身，可說是「最頑強的蟲」。這次的案件便發生在埼玉縣某間貨運公司的倉庫裡。

早晚漸涼的十月中旬，對方發現存放在倉庫裡的麵粉有印度穀蛾的幼蟲（照片2）。接獲客訴的製粉公司立刻展開鉅細靡遺的調查。然而，過程中並沒有發現疑似孳生源的長期庫存、退貨、瑕疵品等等，也沒找到任何蛛絲馬跡。

負責調查的製粉公司承辦人T先生，便在一籌莫展之際打電話向我求救。我查訪過他們的倉庫好幾次，對該處的建築格局已有一定的概念。不過，單憑電話裡所說的內容，並不是那麼容易鎖定孳生源的位置，看來這回查案還必須用上一點直覺。

◎回憶湧現

聽著T先生從話筒傳來不知所措的語氣，腦海裡頓時浮現大阪的案件。當時大阪的倉庫遭到印度穀蛾大舉肆虐，我前往現場察看倉庫內部時，卻遍尋不著孳生源。納悶之餘，便將搜索範圍擴大至倉庫周遭，結果發現靠近倉庫搬送貨物的大門前有個排水閥，經年累月被倉庫用地裡的雜草、木屑、菸蒂、種子類等雜物堵住（照片3）。經過仔細調查後，得知印度穀蛾就是啃食摻雜在排水閥裡的雜草種子而大量孳生，進而入侵倉庫。

大阪案件的回憶，讓我想起了過去造訪時看過的倉庫設備，心想雜草的種子有可能隨風飄進關閉的鐵捲門下方溝槽裡（照片4），於是請T先生調查一下該處。

過了一會兒，T先生打電話來說「果然不出所料」。對我來說，這簡直是歪打正著，全多虧了之前在大阪與蟲子一決勝負所賜，愈發覺得往後絕對不能掉以輕心。

◎赴現場驗證推理

過了幾天，我前往案發倉庫追蹤調查，確認鐵捲門下方的情況。相關痕跡雖然已經全部清除乾淨，依然在附近找到三隻悶死的印度穀蛾老熟幼蟲（照片5）。

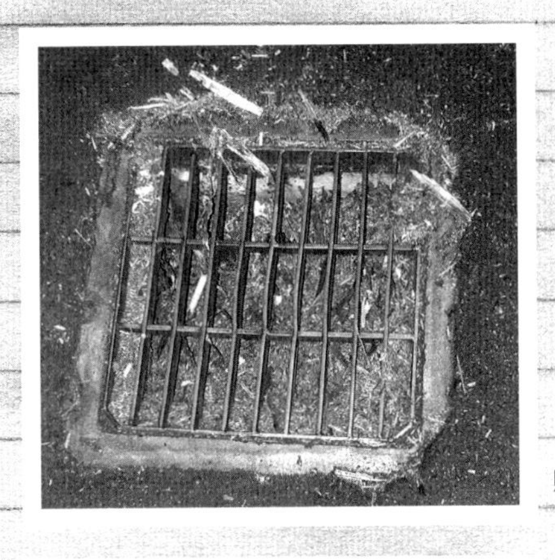

照片3　孳生源就在排水閥裡。

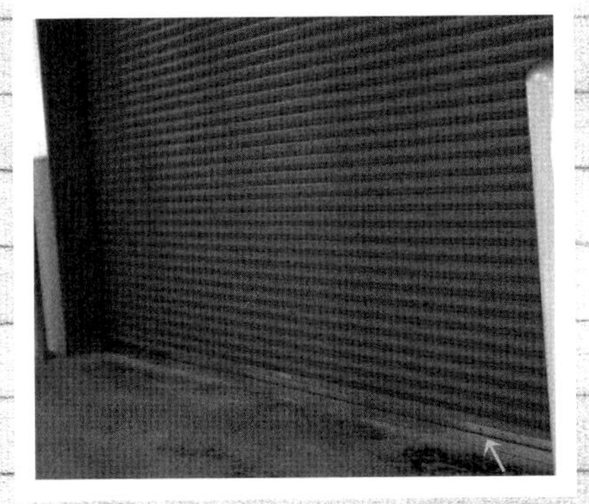

照片4　鐵捲門下方的溝槽（箭頭處）。

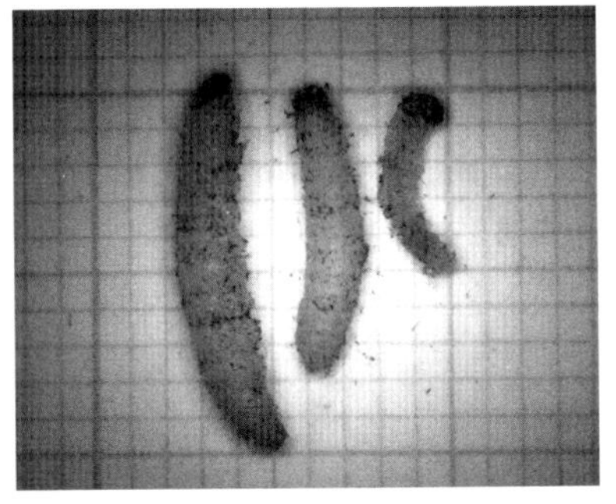

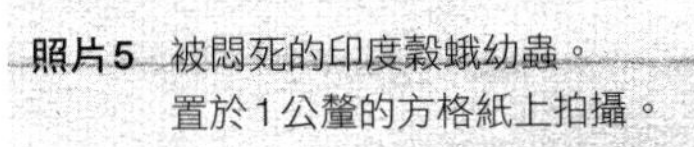

照片5　被悶死的印度穀蛾幼蟲。
置於1公釐的方格紙上拍攝。

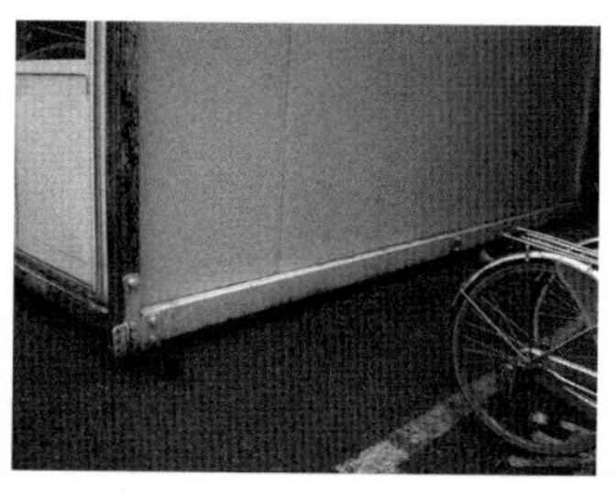

照片6　建於倉庫近處的組合屋地板下方。

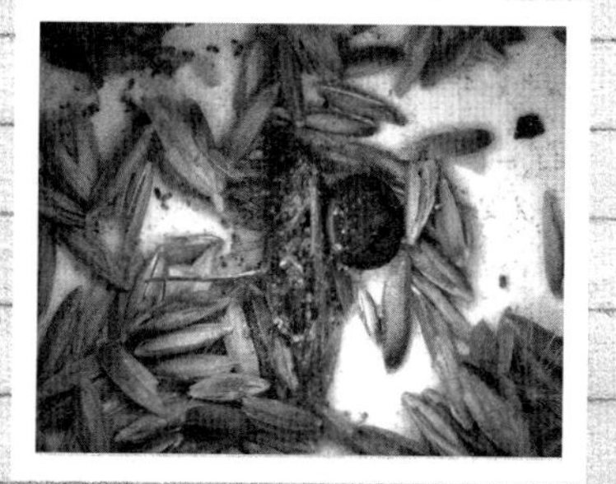

照片7　在組合屋地板下方發現雜草種子與印度穀蛾成蟲的屍骸。

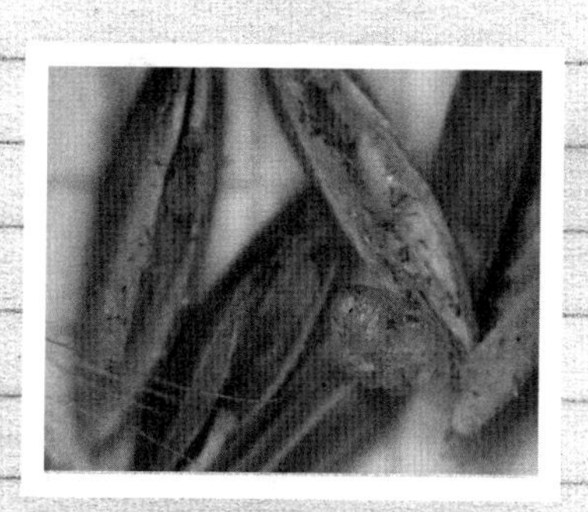

照片8　堆在組合屋地板下方的雜草種子上附著印度穀蛾的卵。

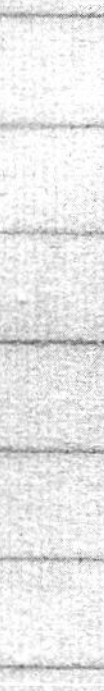

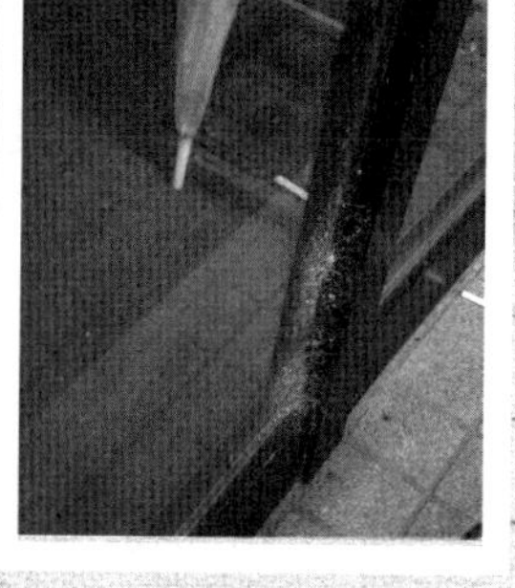

照片10　印度穀蛾化蛹的痕跡。

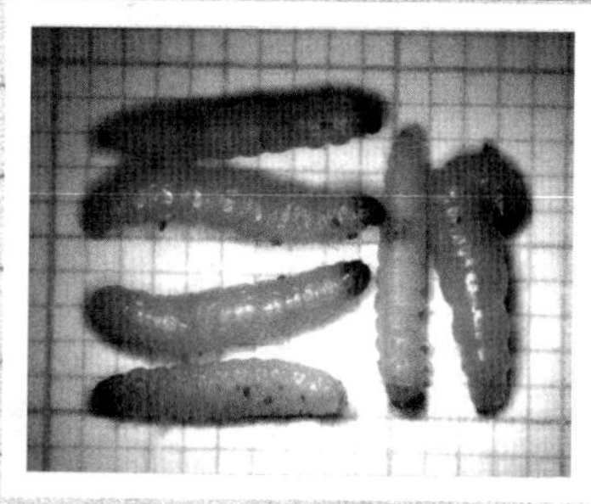

照片9　組合屋地板下方的雜物堆裡發現活的印度穀蛾成熟幼蟲。

進一步調查後發現，建於倉庫近處、用作休息室的組合屋地板下方（照片6）堆了落葉及枯草等雜物。雜草種子（照片7）裡有印度穀蛾成蟲的屍骸以及啃噬種子的咬痕、種子的殼等等。除此之外，種子上也附著產卵孵化的殼（照片8），還找到六隻發育中的幼蟲（照片9）。

我再鍥而不捨地繼續追查，這次在與倉庫相鄰的辦公大樓壁面窗沿角落，發現了猶如蜘蛛結網築巢的營繭化蛹痕跡（照片10）。

離開現場之前，我向承辦人交代未來的處理方式，每個月必須至少清理一次容易形成印度穀蛾孳生源的地方，也就是關閉的鐵捲門下方、鄰近倉庫的組合屋地板下方以及倉庫用地內長期堆放的棧板與各種器材，必要的話不妨實施殺蟲作業（照片11與圖1僅供參考）。

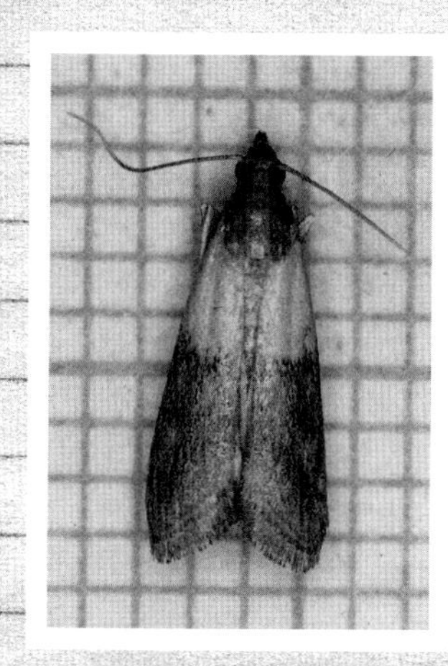

照片11　印度穀蛾的成蟲。

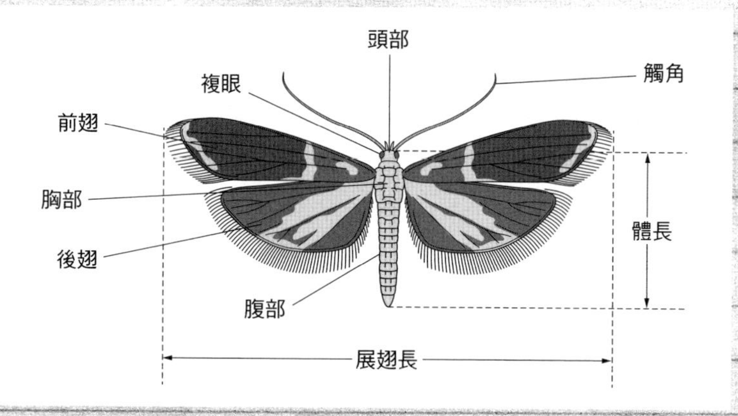

圖1　蛾類成蟲的形態。

第二十二案

三件特殊案例

——扁擬穀盜

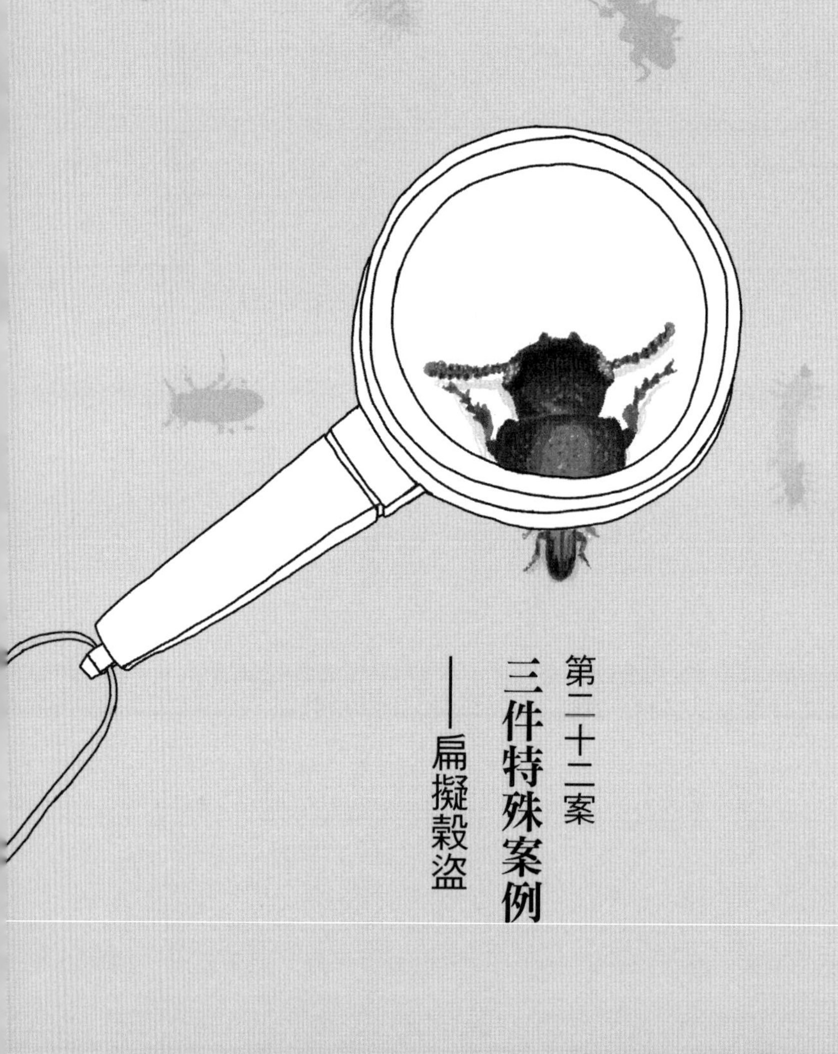

◎第一起特殊案例

出沒在烏龍麵店地板下方、大肆啃食進口義大利麵的是擬穀盜。我曾遇過與其他相似的扁擬穀盜所引起的另三起特殊案件。對其他人來說或許不足為奇，但是回想過去解決的諸多案件，對我而言這三起確實屬於「特殊案例」。第一件案子是關於法國進口的北非小米（Couscous，又稱古司古司）。

T縣某間食品公司承辦人，有一天打電話到我的橫濱辦公室。他說接到了客訴，顆粒狀的北非小米混進了有三到四公釐的紅褐色蟲子，希望我能調查蟲子是從哪裡入侵。

北非小米這種由杜蘭小麥製成的顆粒狀的麵粉製品，是中東、北非與歐洲各國的常見食材。或許因為烹煮時間短，便成了忙碌現代人喜愛的食材。

閒話休說，T先生講完電話後，立刻稍來附加照片的電子郵件，但是光看圖片實在很難斷定蟲的種類。請他之後再送實物過來。經過仔細調查後，確認混進北非小米裡的是扁擬穀盜（照片1）。

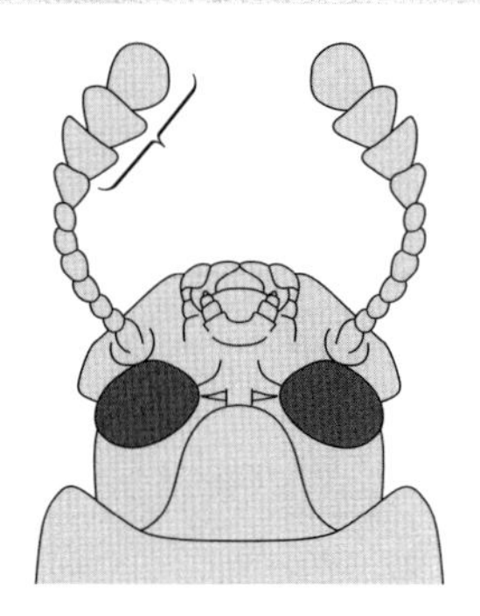

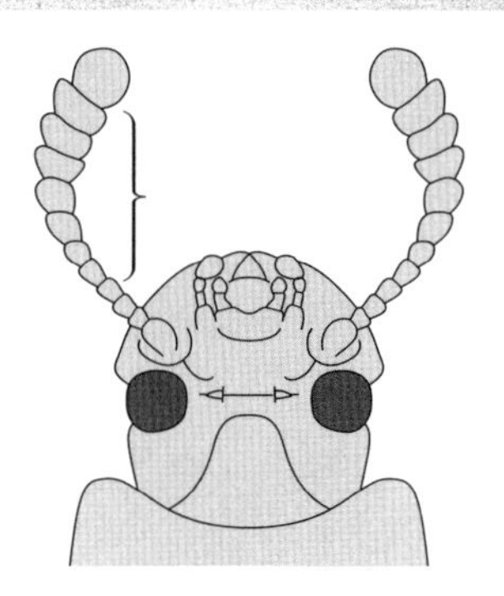

圖1 比較擬穀盜與扁擬穀盜（《衛生害虫と衣食住の害虫》，1983）

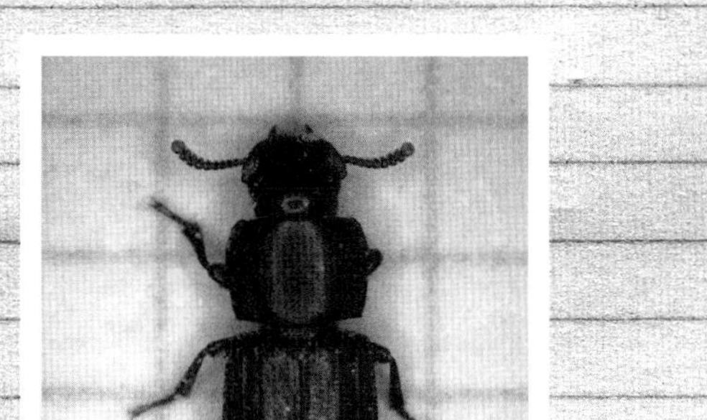

照片1 扁擬穀盜（*Tribolium confusum* (Jacquelin du Val)）的成蟲。方格的一邊為1公釐。

◎前往法國案發現場

混進法國進口北非小米裡的扁擬穀盜已是屍骸，由此研判，應該是在製造地點就已入侵。我因此特地飛往法國的製造工廠一探究竟。

一到法國的義大利麵工廠調查，「元凶」顯而易見。令人側目的是，產品從倒進材料的階段到包裝的流程，全都是在開放空間下進行。即便接獲客訴，這些原本應該在密閉式生產線製造的北非小米及其他義式麵類，照樣在開放環境下生產、加工製造。我也在周遭目睹到幾處蟲子的孳生源。

當我帶著那間義大利麵工廠的防治害蟲承辦人F先生（法國人），去看每一處容易引蟲入室的地方，他露出一臉為難的樣子。畢竟他是一位龐然巨漢，一如俗語所說的：「四肢發達，頭腦簡單。」實在不可能縮起身子爬進數公釐以下的小蟲子所孳生與棲息的狹小空間裡察看。

一提到法國，每個人腦海中隨即浮現巴黎時尚之都的景象。然而，法國是農業大國，所有食品全都由國內供應，不少地區放眼望去盡是農地與牧場。

◎法國人對蟲的態度

關於食品衛生方面的防蟲措施，雖然我僅看過這間義大利麵工廠，但是他們的防蟲概念實在低落得令人震驚。

我把工廠內部的最終檢視結果告訴F先生，強烈希望他加以改善，他說道：「我不知道經營者會理解到什麼程度，也不清楚會改善多少，因為法國本身的國情並不像日本那麼在意蟲子。」即便如此，他還是回答：「我會努力試試看。」而我則以諺語回應：「有為則成，無為則無事可成，凡事不成只因不為也。」還請他多加油啊，不過只見口譯員（住在法國的日籍女性）滿臉困惑。

那間法國的義大利麵工廠後來情況如何呢？日籍工作人員一年後再去法國察看的結果，據說改善率達到七十％。儘管站在第一線的F先生已經改變了原先的防蟲觀念，但聽說上頭的經營者依然不聞不問。

由於我不可能每年親赴法國，往後便是將費洛蒙誘蟲盒交給F先生，透過監測結果來逐步改善工廠環境，最後我也才跟著放下了心中大石。

如今寫起這篇往事，或許稱不上是特殊案例，但是我在滯留法國期間度過了七十歲生日，在我的人生中確實是值得紀念的特殊事件。

◎第二起特殊案例

時間回溯至三十年前。我遇見了一起有關扁擬穀盜的傻眼案件。

某間製粉公司承辦人因為不時接獲東京都內麵包工廠的客訴，說麵粉原料裡有蟲，因此委託我一起去調查情況，我們立刻前往現場仔細察看。結果發現置入原料的鋼板筒倉已老舊毀損，最上方出現了腐蝕孔洞，也看到幾處修補孔洞的焊接痕跡。焊接部位的內側在有厚度的鋼板上形成了一處凹陷，粉末即在該處附著與堆積，恰好成了扁擬穀盜（照片2）的棲息處。

扁擬穀盜與擬穀盜的生態、習性極為相似，但是扁擬穀溢成蟲的觸角各節往末端逐漸變大，不像擬穀盜呈球桿狀（圖1、照片3）。從腹面來看，複眼相當小，中間的間隔足可置入兩個複眼。扁擬穀盜也比擬穀盜耐旱，生長發育的低溫界限在十八點五度，對低溫的忍受力也相當強。相反的，扁擬穀盜沒有飛行能力，因此我也較少接獲混進加工食品的客訴。

◎老狐狸管理人

當麵包工廠的調查工作告一段落後，我便向工廠的相關人士報告扁擬穀盜的孳生狀況，工

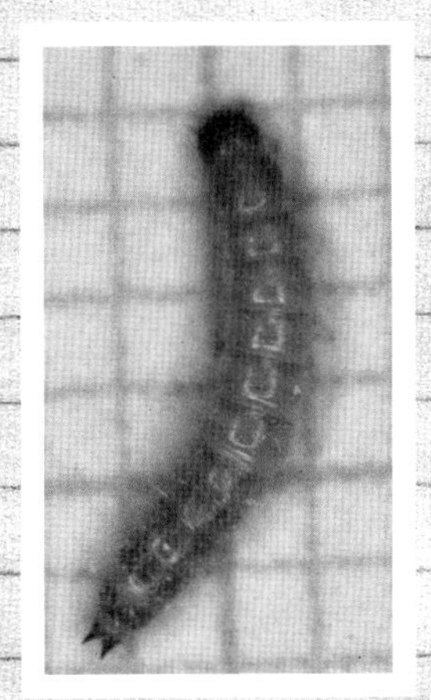

照片2 扁擬穀盜的老熟幼蟲。

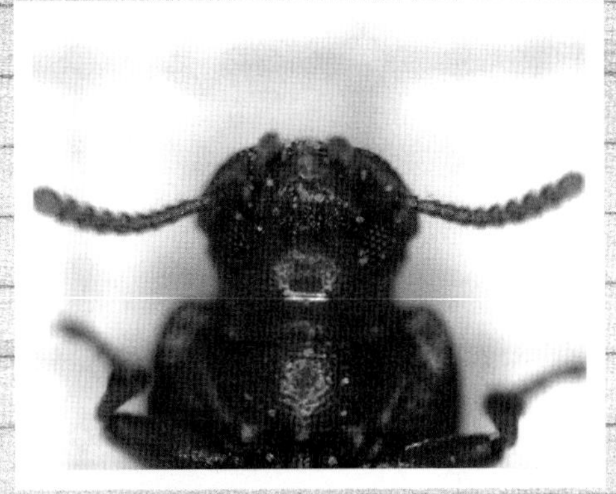

照片3 扁擬穀盜的觸角與複眼。

廠的副總經理卻在中途插嘴大聲說道：「這件事情我早就知道了！重點就是汰換老舊筒倉需要花錢，這一點你們難道不知道嗎？竟然還帶這傢伙來看！」

製粉公司的承辦人員們個個啞口無言作鳥獸散。我也無從得知後續結果如何。這件事讓我深刻體會到，商場上還是會遇到無法無天的人。

◎在飼育過程中遇見的特殊情況

我是趁著半世紀以前的「脫離上班族」風潮而踏進了害蟲偵探的行列，但是當時的心態相當馬虎。後來心想「有志者事竟成」，如果決心以此為終身志業，除了鑽研各家研究所公布的最新且具公信力的資訊以外，還必須加上自己的現場實際經驗。自從某件事得到教訓後，往後在飼育昆蟲時，我都會持續觀察它們在不同狀況下的孳生與棲息情況。也就是透過觀察培養「蟲眼」。

每隔二到三個月，我會清洗飼育害蟲容器的內部，並且更換餌食。飼育期間須維持適當的繁殖數量，避免蟲子生長太過密集。這項作業十分繁瑣，稍有不慎就會全軍覆沒。除此之外，長期飼育同一系統的昆蟲會使品種劣化，有時也必須與其他品系交配。

前話說得有些長了，我有一次在清洗飼育容器時發現了蠅虎（Salticidae，又稱跳蛛），於

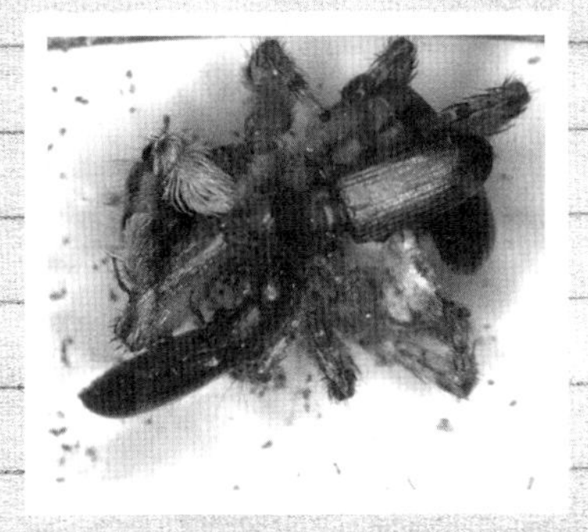

照片4 咬死蠅虎的扁擬穀盜。

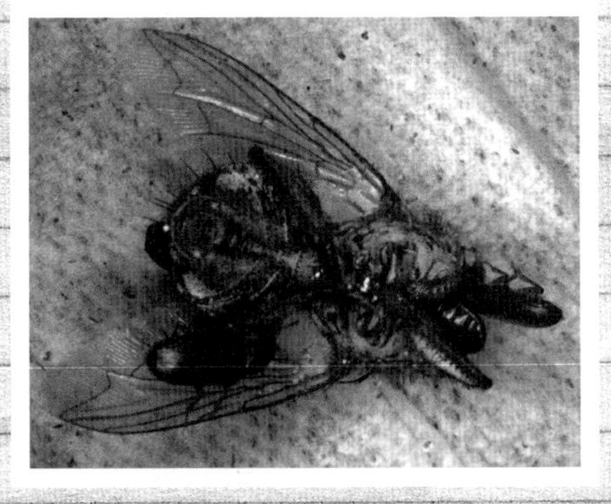

照片5 啃食蒼蠅的扁擬穀盜。

是捉了它放進培養皿裡。正想著該如何處置，想到飼育容器裡的扁擬穀盜成蟲生長過剩，不如捉幾隻當作蠅虎的餌食。事不宜遲，我隨手揀了六到七隻扁擬穀盜放進裝有蠅虎的培養皿，把它們關在一起一個星期……。

日後觀察培養皿，赫然發現扁擬穀盜咬住蠅虎的體節，大肆啃食著蠅虎。後來也曾目睹扁擬穀盜貪婪吃著蒼蠅的屍骸（照片4、5）。這些特殊案例再次讓我體認到扁擬穀盜的強悍，同時深感人類的日常生活實在很難與蟲隔絕。

參考文獻

梅谷獻二及安富和男《原色図鑑衛生害虫と衣食住の害虫》全国農村教育協会（一九八三年）

岡田利承及梅谷獻二（共編）《日本農業害虫事典》全国農村教育協会（二〇〇三年）

緒方一喜及光楽昭雄（共編）《食品・薬品の混入異物対策》新思潮社（一九八四年）

佐藤仁彦（編）《生活害虫の事典》朝倉書店（二〇〇三年）

社団法人日本ペストコントロール協会《原色ペストコントロール図説　第Ⅳ集》（一九九三年）

社団法人日本ペストコントロール協会《原色ペストコントロール図説　第Ⅴ集》（二〇〇一年）

田村正人《食品に関わる昆虫の生態とその制御》第7回異物混入対策研究会（一九九七年）

中北宏《貯蔵食品害虫の特徴と防除》財団法人製粉振興会（一九九二年）

中根猛彦・大林一夫・野村鎮・黒沢良彦《原色昆虫大図鑑》北隆館（一九六三年）

日本家屋害虫学会（編）《家屋の害虫》井上書院（一九八四年）

日本家屋害虫学会（編）《家屋害虫事典》井上書院（一九九五年）

日本専売公社秦野たばこ試験場《秦野たばこ試験場報告　第41号》（一九五六年）
原田豊秋《食糧害虫の生態と防除》光琳書院（一九七一年）
広渡俊哉《屋内で見られる小蛾類》文教出版（二〇〇四年）
古川晴男監修《昆虫の事典》東京堂出版（一九七十年）
松崎沙和子及武衛和雄《都市害虫百科》朝倉書店（一九九三年）
三井英三《食品工業と害虫——混入異物としての虫》光琳（一九九〇年）
三井英三《食品製造・流通過程における虫の混入トラブルと防止対策》総合教育企画（一九九二年）
三橋淳（総編集）《昆虫学大事典》朝倉書店（二〇〇三年）
吉田敏治、渡辺直及尊田望之《図説　貯蔵食品の害虫》全国農村教育協会（一九八九年）
渡部玄ほか《小麦粉に混和したヒラタチャタテの摂取における体調への影響》《家屋害虫》29、49～53頁（二〇〇七年）

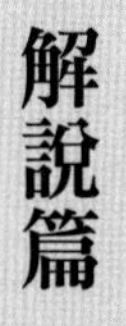

解說篇

案件中的蟲語

防蟲科學研究所所長　林晃史

本書所提到的多起昆蟲相關案件，是一部始自昭和四十六年、至今長達四十多年的昆蟲與人類互動史。若是將登場的昆蟲按照年代順序排列，更能反映出當時社會飲食文化的風貌。我們就能因此知道，昆蟲之所以出現在我們眼前，自有其原因，並與日本食品企業的發展歷程以及當地飲食文化的改變息息相關。

昭和五十六年（一九八一）由玉米象引發的案件（第136頁），若是發生在過去的日本，根本不當一回事吧？平成元年（一九八九）由黑毛鰹節蟲引起的波斯地毯案件（第120頁），可感受到當時人們的生活較寬裕。平成七年（一九九五）由姬圓鰹節蟲造成的義大利麵食害案件（第121頁），以及藏在法國製紅酒軟木塞裡的穀蛾案件（第104頁），從另一個角度來看，在在印證了人們開始懂得物質上的享受。

平成十五年（二〇〇三）出現於芭蕾舞鞋墊裡的菸甲蟲案件（第56頁），曾是平民老百姓眼中遙不可及的優美芭蕾世界，如今也遭到昆蟲入侵。至於十年後從法國製巧克力鑽出來的菸草粉螟案件（第16頁），則是由於近年來情人節活動廣泛普及所致。

從上述例子可知，每一起案件中的昆蟲，無疑見證了現代日本從貧困邁向飽食、進而轉變為明明還能吃卻隨意扔棄的「食物廢棄」時代。

◎現代糧食情況的起點

現代日本糧食情況的起點，始自昭和二十年（一九四五）八月十五日靜岡縣出版的《飲食生活指南》（食生活指針）。當時的縣知事有鑑於大戰結束後將面臨戰敗所帶來的長期糧食不足，因此藉這本刊物指導民眾做好飲食生活上的心理準備。其內容包羅萬象，多到現在已記不清了，印象中除了糙米的烹煮方式以外，也包括如何自行製鹽。

昭和二十一年（一九四六），曾經的敵國美國等民間團體開始輸送「LARA物資」（譯註：Licensed Agencies for Relief in Asia，亞洲救援公認團體的簡稱，由美國的基督教徒與在美日人組成的團體。自一九四六年起連續六年送至日本的物資即稱作「LARA物資」），救援當時衣食匱乏的日本人。輸往日本的物資絕大多數是糧食，例如脫脂奶粉及麵粉，甚至也有活牛、活羊等，不但救了許多日本人，也成了西式飲食習慣普及的契機。

戰後日本的糧食情況因為國外支援而獲得改善，當飲食生活脫離飢饉狀態而逐漸滿足時，產地國與進口國之間受到飲食文化及習慣不同所引發的各種問題也愈來愈顯著。蟲害便是其中之一。

日本糧食進口首次引起的重大問題是昭和二十七年（一九五二）的進口米「黃變米事故」（譯註：黴米〔Moldy rice〕的一種。因黴菌感染而呈黃色的稻米，可引起實驗動物多種毒性反應）。自緬甸國（State of Burma，今緬甸）進口的米遭到危害人體的黴菌毒素污染，由於這批米是用於配給的米糧，因而引起軒然大波。這起案件成了日本人對進口糧食產生戒心的首宗案例。

戰後隨著國民生活漸趨穩定，進口食品也從原料擴大到各式各樣加工食品，需求量有增無減。於此同時，在產品及材料裡發現異物的情況也變多。當人們知道這些異物是蟲子或微生物時，頓時引發議論。再加上日本人的生活環境與飲食習慣改變，過去不以為意的蟲子如今也成了焦點。首起案例便是蟎蟲。

昭和三十七（一九六二）年發表了一篇《保存食品類的腐食酪蟎》調查報告，使人們開始關注保存食品裡的蟲，當時也使業界致力於提升食品保存技術。腐食酪蟎（*Tyrophagus putrescentiae* (Schrank)）在那個年代僅是製粉業者眼中會引起皮膚炎的蟲，後來發現它除了食品以外也會侵入醫療藥品，因此蔚為話題。蟎蟲從此備受矚目，「蟎蟲時代」一詞因此延續了一段時間而話題不減。

◎從穀粒轉至穀粉

在蟎蟲問題浮上檯面之前，人們關注的焦點是侵害糧食的「貯穀害蟲」。也就是玉米象、米象、長蠹科、印度穀蛾、麥蛾等「五大害蟲」。這些昆蟲引發蟲害的主要因素是日本人以米或麥等穀類為主食，並由國家統一管理穀物衛生（然而，昭和十七年（一九四二）制訂的「食糧管理法」已在平成七年（一九九五）廢除）。然而，國家對穀類的控管愈嚴格，蟲子侵擾的問題也更加顯著。

當日本戰敗，全國陷入糧食危機，國內生產的穀物匱乏，自國外進口的糧食則大增，與外國文化交流也變得頻繁，日本人的食味觀念從「穀粒」轉為「穀粉」，「粉食文化」也隨之萌芽。

受到戰後飲食習慣歐化所影響，日常生活中的蟲害源頭也從過去的穀粒轉變為種子的穀粉。但是過去僅將孳生於穀粉的蟲子分類為輕害蟲與微害蟲兩種，如今人們的觀點又要開始轉變。

昭和四十六年（一九七一），外食產業麥當勞在日本銀座成立了第一家店。於此同時，日清杯麵也在食品界掀起空前人氣。幾年後，東京的豐洲出現了第一家7-11，從此改變了大眾的基本消費生活。

這些變化與蟲子並沒有直接關連，但是為了方便，從工廠運送到各家店鋪的物流運輸系統，帶動了食品乾燥化的趨勢，卻也助長了食品類孳生蟎蟲的情況。後來受到義式麵食風潮所影響，民眾對於義大利麵的需求大增，喜愛乾燥環境的蟲子也就此定居在日本。

昭和六十年（一九八五），超市開始販售預先切好的包裝蔬菜。儘管因為便利而廣受好評，可是也招來了蟲子入侵的新客訴。總而言之，每有新產品上市，就會產生新的問題、新的客訴。

◎蟲子不會騙人

平成八年（一九九六）發生了多起O-157型大腸桿菌引起的食物中毒案例，進而改變了日本人對於「食的安心、食的安全」的觀念。起初懷疑是白蘿蔔苗遭到污染，但是情況並沒有那麼簡單。

平成十二年（二〇〇〇），雪印的集體中毒案件引起群眾譁然，造成的衝擊也促使人們徹底檢討食品的安全管理方式。

不僅如此，還有幾起案件動搖了人們對於進口食品的信心。例如平成十四年（二〇〇二）

在中國生產的冷凍菠菜裡驗出了殘留農藥，以及平成二十年（二〇〇八）中國生產的毒餃子案件。如今的時代，食品遭到異物混入的情況，已從過去不小心的「誤入」轉變為「蓄意」了。

相較於滿口謊言的人類，本書所介紹的混進食品裡的蟲子絕對不會「說謊」，它們不過是因為有食物才出現在那裡。是人類替蟲子準備了足以吸引牠們的食源及住所，但也是人類群起撲殺蟲子。現在這時代甚至有人蓄意在食品裡混入異物，也許將來會發生更可怕的案件吧。為避免這種狀況，我們應該與昆蟲一起記取過去的教訓，並且著眼於未來。

【害蟲案件年表】

西元（年）	日本年號（年）	本書登場的昆蟲與案件刊載頁數	當代話題
一九七一	昭和四十六	擬裸蛛甲（中式餐廳案件／第110頁）	加拿大麥當勞銀座1號店開店。 日清杯麵發售。 阿波羅14號登陸月球表面。
一九七二	四十七	玉米象（新建住宅案件／第136頁）	札幌冬季奧運。 摩斯漢堡成增1號店開店。
一九七三	四十八	鋸胸粉扁蟲（中國製乾貨案件／第34頁）	石油危機。 日圓改採浮動匯率制。
一九七六	五十一	菸草粉螟（碼頭倉庫案件／第23頁） 印度穀蛾（茶箱案件／第204頁）	蒙特婁奧運。 ほっかほっか亭草加1號店開店。
一九七七	五十二	黑擬步行蟲（蕎麥粉工廠案件／第148頁）	王貞治創下七百五十六支全壘打世界新紀錄。 氫酸可樂殺人案件。
一九七八	五十三	擬穀盜（手打烏龍麵店案件／第86頁） 背圓粉扁蟲（新建住宅案件／第166頁） 衣魚（義大利麵工廠案件／第188頁）	新東京國際機場（成田）開航。 宮城海岸地震。 日中簽署和平友好條約。 外食產業盛極一時。
一九七九	五十四	黑擬步行蟲（製粉工廠案件／第146頁）	第二次石油危機。 熟食產業登場。

一九八〇	五十五	小露尾甲（滅鼠劑案件／第162頁）	莫斯科奧運（日本不參加）。 異常冷夏。
一九八一	五十六	玉米象（伊朗人專用食材案件／第142頁）	洛克希德軍火案審判。 京都地鐵開通。
一九八二	五十七	外米擬步行蟲（製粉工廠案件／第151頁）	東北上越新幹線開業。 飲料專用保特瓶問世。
一九八五	六十	背圓粉扁蟲 （大黑碼頭倉庫案件／第169頁）	NTT與日本菸草公司JT展開合作。 保久乳問世。 阪神老虎隊首奪日本第一。
一九八六	六十一	小露尾甲（滅鼠劑造假案件／第158頁）	車諾比核電廠事故。 實施男女雇用機會均等法。
一九八七	六十二	衣魚（麵包店案件／第184頁）	日本旅客鐵道（JR）開始營運。 泡沫經濟起始。 東北道全線開通。
一九八九	平成元	菸甲蟲（緩衝包材案件／第58頁） 黑毛鰹節蟲（波斯地毯案件／第120頁）	昭和天皇駕崩。 開始課徵三%消費稅。 德國柏林圍牆倒塌。 東西冷戰結束。 中國天安門事件。

年份	集	害蟲	大事
一九九一	三	食骸蟲科（雞屎藤案件／第62頁）	日本泡沫經濟瓦解。 蘇聯解體。 波斯灣戰爭爆發
一九九五	七	姬圓鰹節蟲（義大利麵案件／第121頁）	阪神淡路大地震。 地鐵沙林毒氣事件。 食糧管理法廢止。 食品衛生法改正。
一九九七	九	鋸胸粉扁蟲（製麵公司案件／第28頁） 白腹鰹節蟲（魚翅案件／第128頁）	拓銀、山一證券倒閉。 課徵五%消費稅。 東京灣Aqua-Line開通。
一九九八	十	印度穀蛾（香菸案件／第48頁） 鉤紋鰹節蟲（香菸案件／第124頁） 扁擬穀盜（麵包工廠案件／第220頁）	長野冬季奧運。 和歌山毒咖哩事件。 戴奧辛污染農作物問題。
二〇〇〇	十二	茶立蟲（食品公司案件／第174頁）	澳洲雪梨奧運。 雪印中毒事件。 伊豆七島之一三宅島火山噴發。
二〇〇一	十三	角胸扁蟲（十噸麵粉案件／第78頁） 穀蛾（紅酒軟木塞案件／第104頁）	美國爆發多起恐怖攻擊事件。 國內首宗狂牛症發病。
二〇〇二	十四	長首穀盜（製粉公司案件／第152頁）	歐洲統一貨幣（歐元）開始流通。 公立學校完全週五日制（4月起實施）。

二〇〇三	十五	擬穀盜（自相殘殺／第86頁） 菸甲蟲（芭蕾舞鞋案件／第56頁）	伊拉克戰爭。 全球人口達六十三億人。 日本的出生率降至一點二九%。
二〇〇五	十七	小露尾甲（便當店案件／第161頁）	日本中部國際機場開航。 日本住宅耐震強度造假問題。
二〇〇六	十八	大穀盜（紅酒軟木塞案件／第96頁）	日本住宅強制安裝火災警報器。
二〇〇七	十九	菸甲蟲（香菸案件／第38頁） 角胸扁蟲（乾香菇案件／第72頁）	能登半島大地震。 名古屋百年點心老店「赤福」製造日期造假事件。 「名古屋コーチン」、「比內地雞」發現造假。
二〇〇八	二十	食骸蟲科（住宅案件／第66頁）	北京奧運。 發現國內污染米遭到大量食用及轉用。
二〇〇九	二十一	印度穀蛾（製粉廠商倉庫案件／第208頁） 擬穀盜與角胸扁蟲 （義大利製義大利麵案件／第198頁）	墨西哥爆發豬流感。 成立消費者廳。
二〇一一	二十三	扁擬穀盜 （法國製古司古司案件／第216頁）	東日本大地震。
二〇一三	二十五	菸草粉螟（情人節巧克力案件／第16頁） 菸甲蟲（法國製辣椒粉案件／第192頁）	富士山登錄世界文化遺產。 成功申辦二〇二〇年東京奧運。

結語

今年適逢終戰七十週年。回想戰爭結束之際，正值我胃口大開的發育期。但是當年吃不飽喝不足，僅能吃著父母辛苦張羅來的食物。雖然稱不上是「美味佳餚」，三餐有得吃已算非常幸運，只求溫飽便已足矣。

如今有不少人滿足了口腹之慾，竟然大言不慚地說：「不好吃的東西不能叫作食物。」實在令人聽了怒火中燒，心想奢侈浪費會遭報應的！然而，一般人對此並不以為然，就連我也會挑選，「那家店比較好吃」。

普羅大眾對於「賞味期限」的誤解也值得深思。在超市等賣場觀察人們購買食品的情況時，發現大多數消費者會先確認產品的賞味期限。如此一來，超過賞味期限的產品自不用說，接近期限的產品也乏人問津，由於敬而遠之的情況太過顯著，這些剩餘食品最後恐怕會退給廠商並遭到棄置吧。所謂的「賞味期限」，明明是指「品嚐最佳風味的期限」，可是一般消費者的心裡卻深植「超過期限就不能吃」的錯誤認知。

至於近幾年來強調的「食的安心、食的安全」，我以「蟲眼」所見的觀點，倒是與一般大眾有些不同。至今看過太多案例，僅在十噸的麵粉裡發現一隻體長約兩公釐的微小蟲子、或是只在業務用的麵粉紙袋表面上找到體長約一公釐的小蟲子，為數驚人的食品即因此遭到退貨銷毀。但是「食的安心、食的安全」的定義究竟是什麼？

威脅現代人「食的安心、食的安全」的蟲子稱為乾燥食品害蟲。調查這些小蟲子如何成為「害蟲」，進而引發「案件」的過程中，我深刻體認到，只要對潛藏在周遭的蟲子有一定程度的了解，就能防止它們混進食品裡，或者在它們混入後找出適當的解決方式。

執筆本書之際，謹遵監修者林晃史先生所示：「須以此證明是人類所為。」因此將過去與乾燥食品害蟲有關的經驗談彙整成書。開始撰寫時，一件件案例猶如跑馬燈歷歷在目，每寫一篇，我便寄給林先生過目。累積了幾篇文稿後，KIWILAB公司的編輯畠山泰英先生問我是否願意連載於該公司發行的線上雜誌《Web科學Bar》（Web科学バー）。剛開始雖然惶恐，最後仍是答應。看到自己的文稿經編輯後，以專欄「粉末裡的昆蟲案件簿」（粉につく虫の事件簿）之名刊登於網路上，心中的喜悅無可言喻。

本書得以順利問世，謹此感謝以下諸君。曾任農水省食品綜合研究所貯藏害蟲研究室長的三井英三先生不吝分享關於小蟲子與乾燥食品害蟲的知識、指名要我去現場調查的諸位客戶、以及提供有用資訊的諸位親友。同時感謝一手企畫本書的功臣，監修者林晃史先生；還有編輯畠山泰英先生、Beret出版編輯部的永瀨敏章先生、畫家堀川理萬子女士、書籍設計坂野公一先生與全體工作人員及職員、每一位家人，多虧各方人士鼎力相助，這本書才得以付梓。

最後，在此深深感謝諸位讀者購買拙作。

二〇一五年十月

兵藤有生

WANTED

Dead or Alive

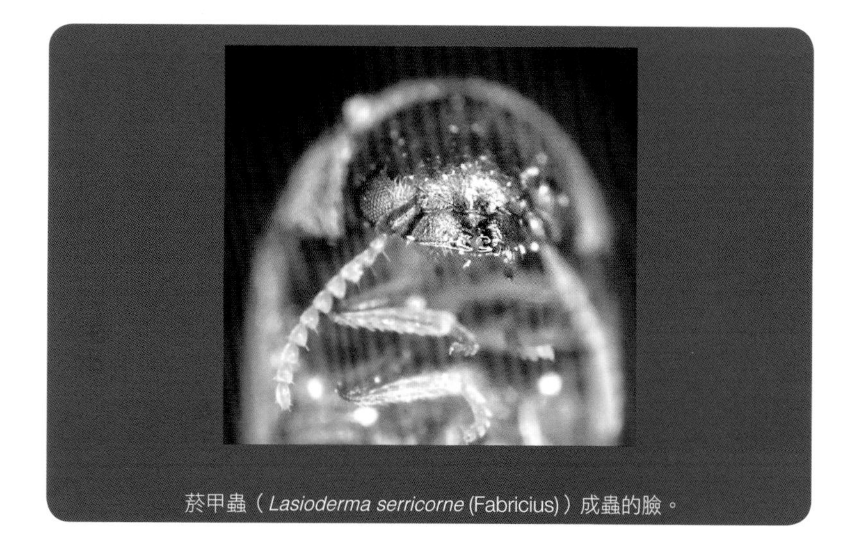

菸甲蟲（*Lasioderma serricorne* (Fabricius)）成蟲的臉。

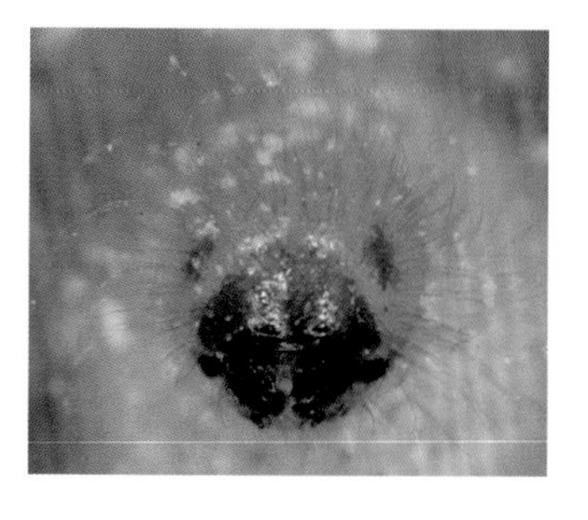

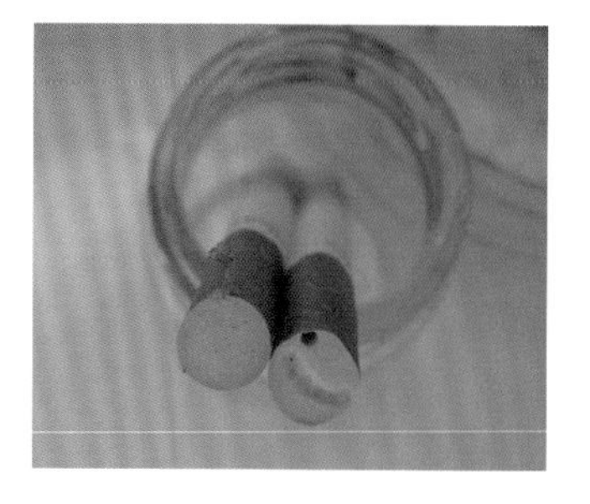

臉部帶有光澤的菸甲蟲一如其名，是香菸的重要害蟲。其特徵為食性廣泛，愛吃義大利麵、香辛料、寵物飼料等。藏在外國製香菸濾嘴（右）裡的，莫非是這種蟲（左：幼蟲的頭部）？

※ 請裁下彩頁以便按圖索驥尋找蟲子。

WANTED

Dead or Alive

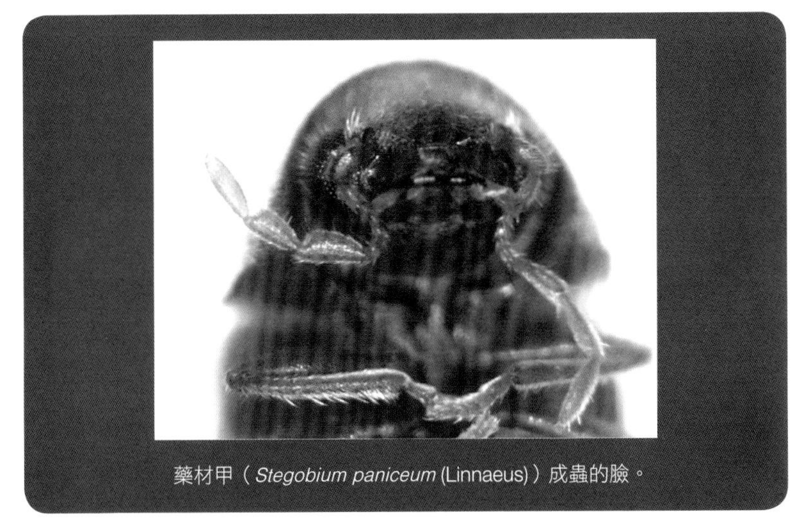

藥材甲（*Stegobium paniceum* (Linnaeus)）成蟲的臉。

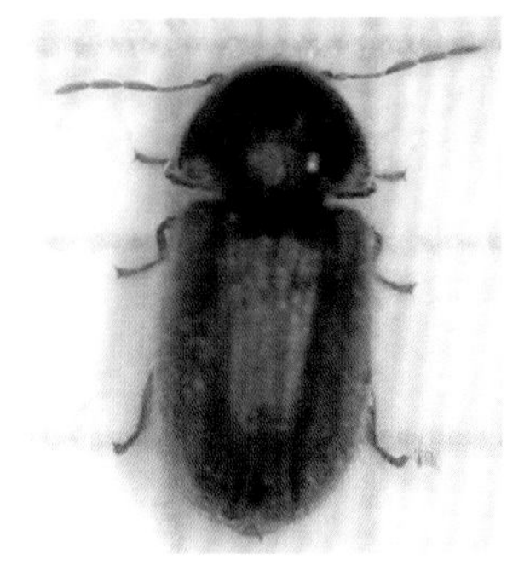

藥材甲原本棲息於森林樹皮底下、以啃食木材維生。如今的藥材甲已在不知不覺間適應了人類的住家環境。在友人家中大量繁殖的就是這種蟲（左：成蟲），孳生源不是木材、而是蕎麥？

WANTED

Dead or Alive

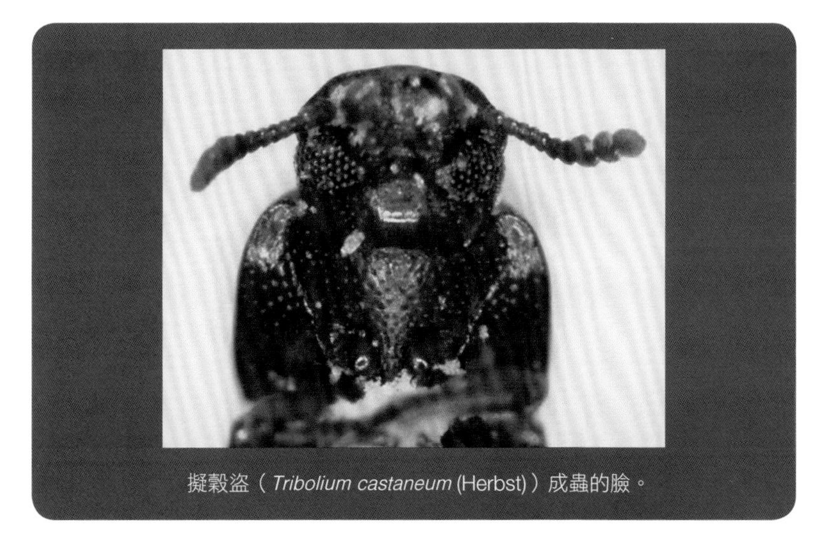

擬穀盜（*Tribolium castaneum* (Herbst)）成蟲的臉。

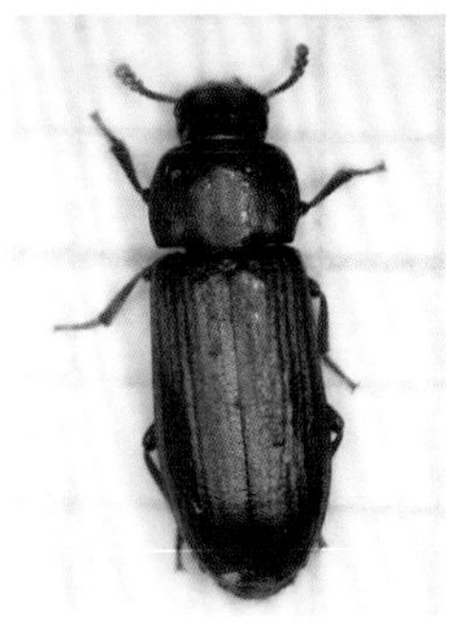

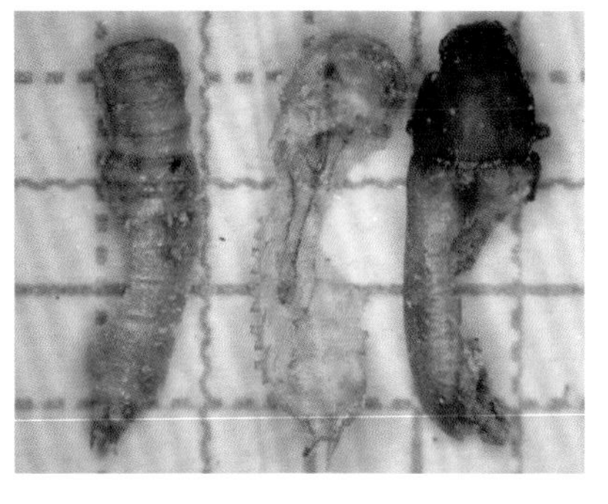

擬穀盜（左：成蟲）具有飛行能力，擅長移動。十分耐乾燥，噬咬能力也相當強，常有機會混進食品裡。愛吃粉狀物品，待在缺乏營養的食物中會彼此自相殘殺。

WANTED

Dead or Alive

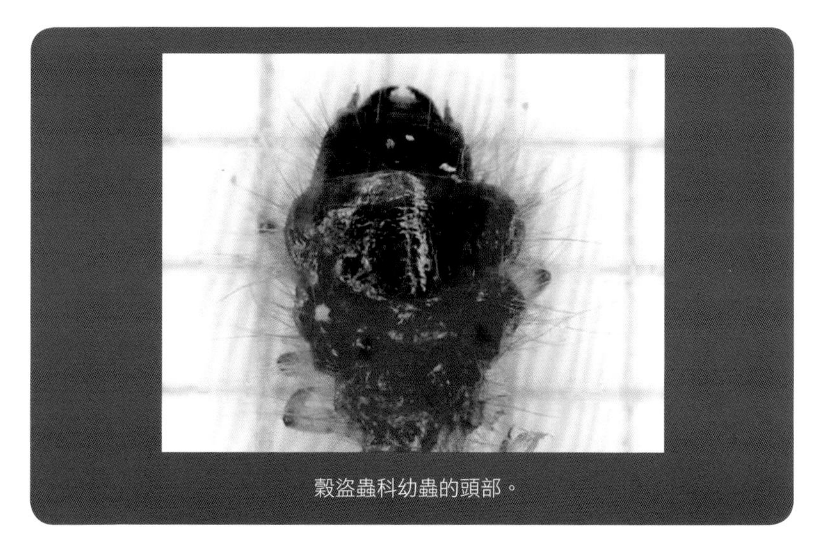

穀盜蟲科幼蟲的頭部。

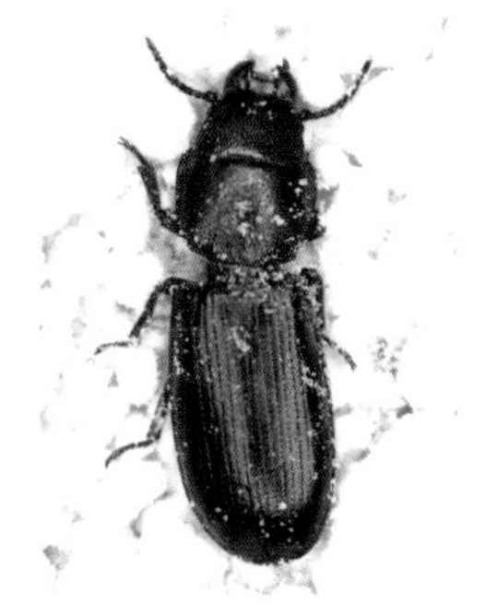

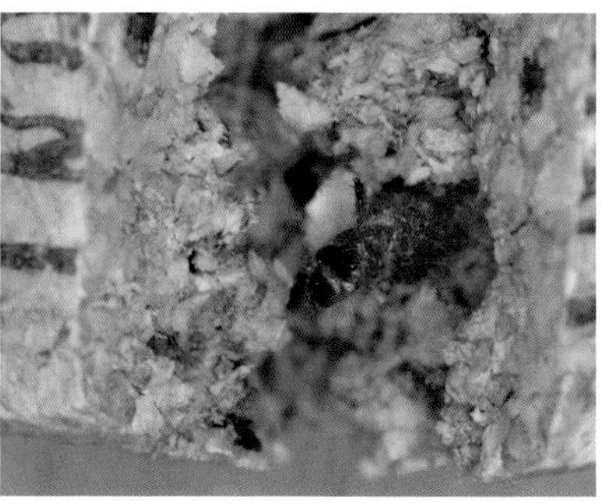

全世界有 650 種，廣泛分布於溫帶及熱帶。穀盜蟲科的蟲（左：成蟲）在歐洲屬於軟木塞的重要害蟲（右）。因為啃食貯藏穀物而在日本稱為「穀盜人」。

裁切線

WANTED

Dead or Alive

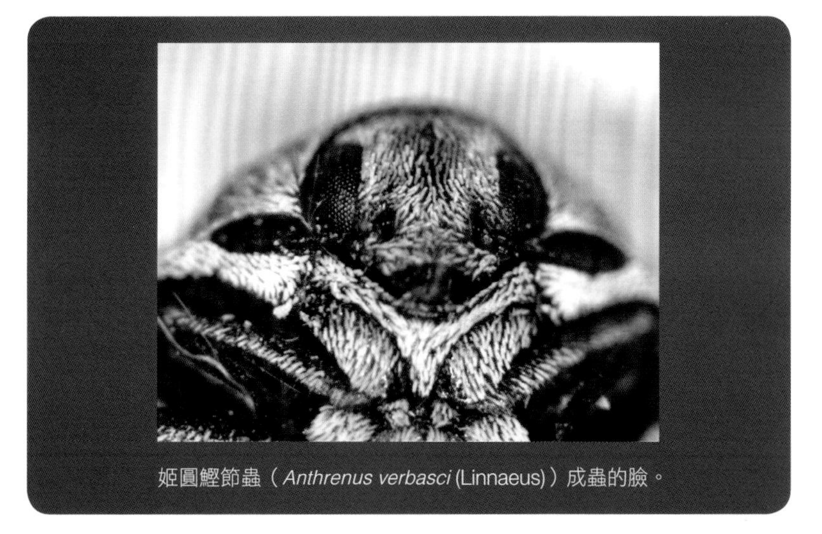

姬圓鰹節蟲（*Anthrenus verbasci* (Linnaeus)）成蟲的臉。

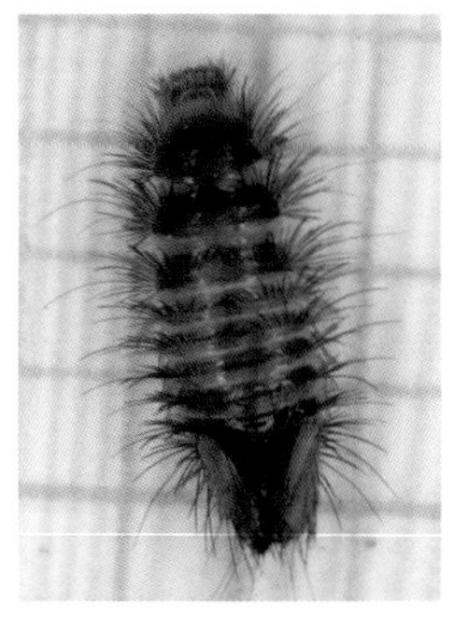

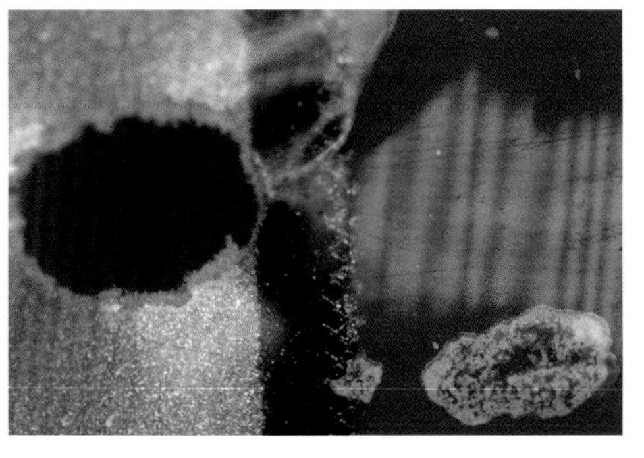

從義大利麵的包裝袋裡鑽出來的是姬圓鰹節蟲老熟幼蟲（左）。仔細觀察袋子上的孔洞痕跡，即可知道蟲子是從哪裡滋生（右）。不過，這種蟲是以乾燥動物性物質為食，為什麼會出沒在義大利麵的包裝袋呢？

WANTED

Dead or Alive

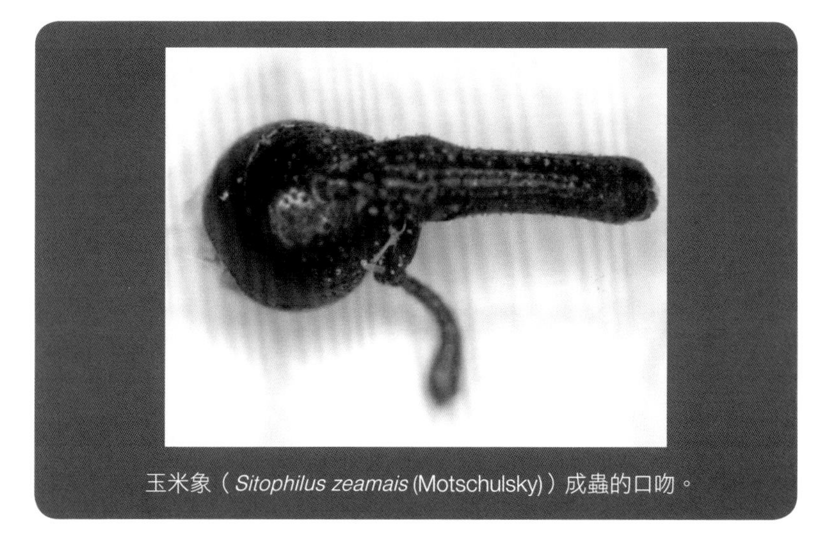

玉米象（*Sitophilus zeamais* (Motschulsky)）成蟲的口吻。

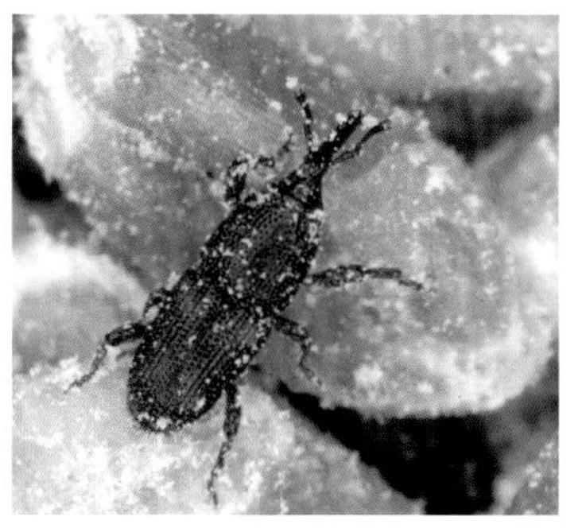

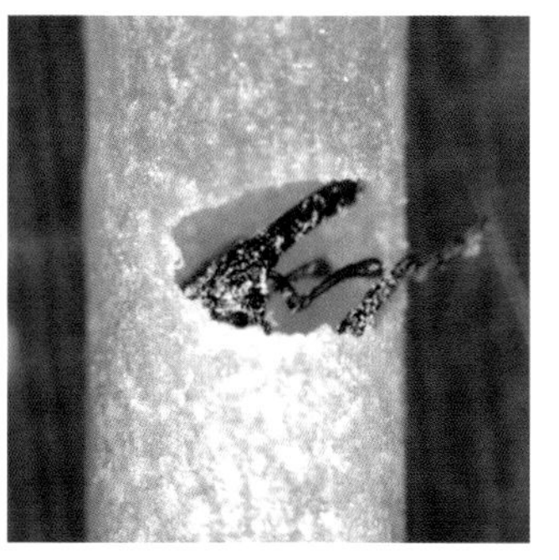

啃食麵粉的成蟲（左）以及在義大利麵裡羽化脫殼而出的瞬間（右）。分布於世界各地，一如其名，會啃食穀類。體長約 2.3 公釐～3.5 公釐，具有象鼻狀的口吻。體色呈黑褐色，帶有光澤。

裁切線

WANTED

Dead or Alive

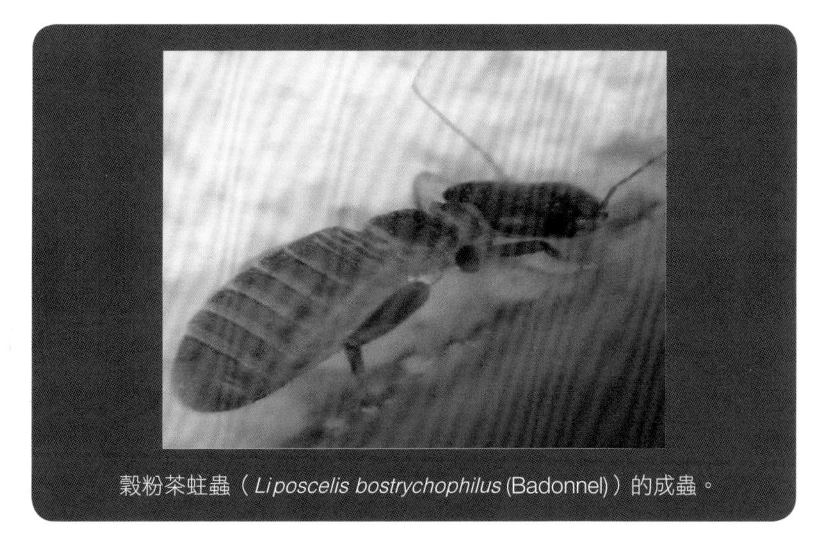

穀粉茶蛀蟲（*Liposcelis bostrychophilus* (Badonnel)）的成蟲。

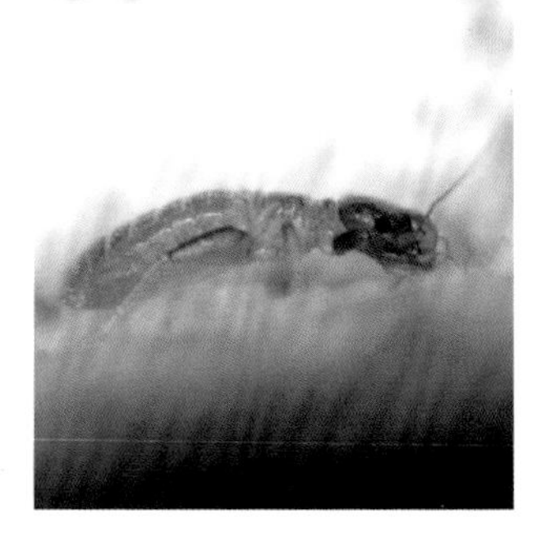

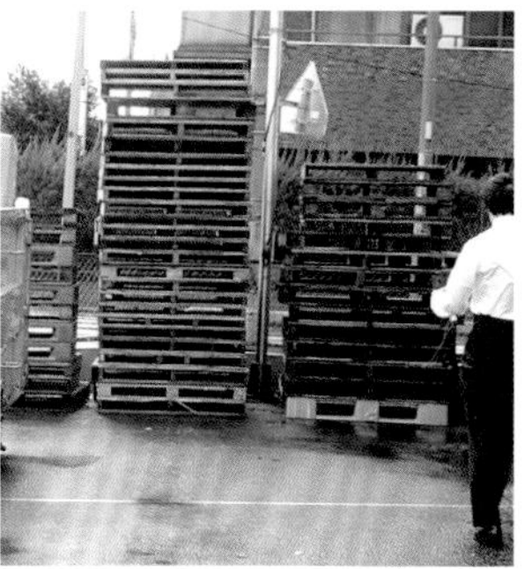

體長僅約 1 公釐（左：成蟲的側面），由於體型微小，愛吃孳生於米、麵粉、乾麵等食材上的黴菌。用來搬運食材的木棧板（右）因為放在戶外任憑雨淋而發霉，便成了牠們絕佳的繁殖場所。

WANTED

Dead or Alive

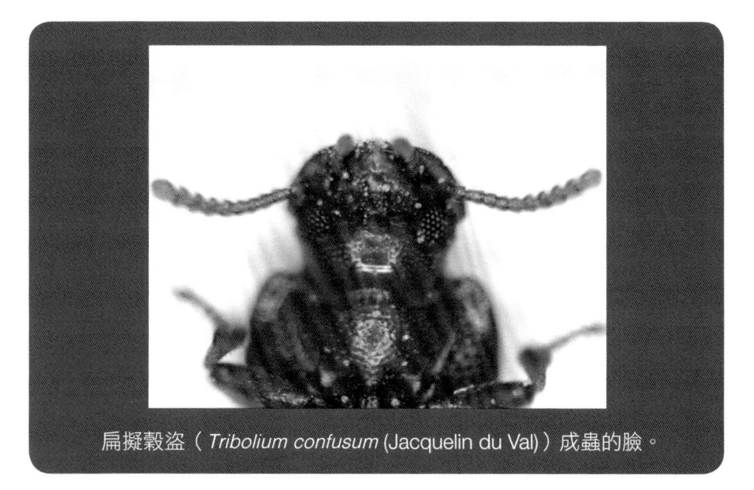

扁擬穀盜（*Tribolium confusum* (Jacquelin du Val)）成蟲的臉。

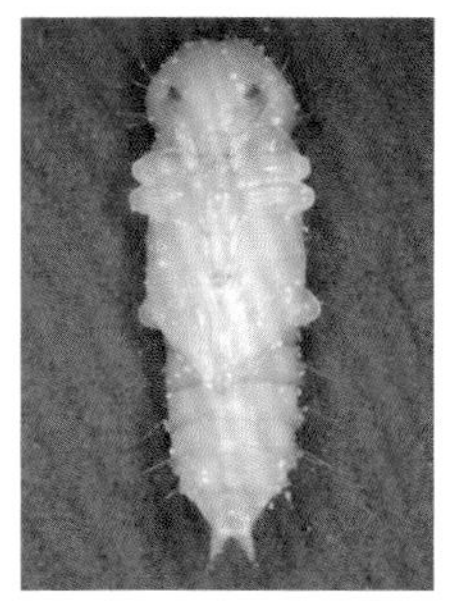

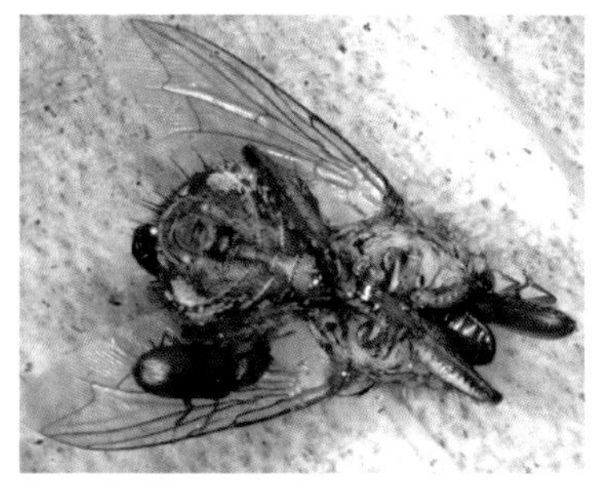

在法國進口的北非小米裡發現的扁擬穀盜，究竟是從哪裡入侵？昆蟲偵探為此、特地飛往法國查明案件真相。扁擬穀盜的蛹（左）與啃食蒼蠅的情景（右）。